こころもからだも自分で治す

自然治癒力を高めよう

北村享巳
Takami Kitamura

ゆいぽおと

こころもからだも自分で治す

—自然治癒力を高めよう—

北村享巳

はじめに　―自然との共生を―

わたしは30年間名古屋で氣功、鍼、指圧の治療院を営んできました。治療に際していつも思うことは、「自分のからだの声に耳を傾けて、自然に沿った生活をしていたら、こんな辛い思いをせずにすんだのに……」ということです。

症状は結果です。発症するには、必ず何らかの原因があるはずです。先天性の病気や不慮の事故、周囲の環境によるものを除けば、そのほとんどが自らつくり出したものです。その原因は自然との共生からはみ出してしまったことにあります。個人だけでなく、社会全体が生活習慣や考え方も含めて、本来の自然のあり方からずれてしまったことが、今のわたしたちの健康を損う大きな原因です。

わたしたち生命体には正常な状態に戻そうとする自然治癒力があります。ところが、わたしたちの生活が自然との共生から逸脱してしまったことで、大切な自然治癒力が働かなくなって、さまざまな辛い症状を引き起こしています。

自然治癒力を失ってしまった原因はなんなのか？　どうしたら自然治癒力を回復で

きるのか？

健康によいということをテーマにした本はこれまで数多く出版されています。ところが、どれも一つのことにこだわったものばかりです。これでは「モグラたたき」と同じで、一つのことがよくなっても、別の問題が生じてきます。一つのことを実行しているからと言って、健康人間になれるわけではありません。

病気になる原因、なかなか治らない原因はたった一つではありません。いくつもの原因が複合的に重なって起きているのです。

この本では、健康を損う原因の一つ一つを簡潔にわかりやすく書いて、全体像を理解してもらうよう心がけました。そのため、たくさんの個別のテーマから成り立っています。関心のあるところから読んで、できることから取り組んで自然治癒力を高めていただければ、筆者にとって最高の幸せです。

こころもからだも自分で治す　―自然治癒力を高めよう―　もくじ

序　章

I　最高の名医にも勝る自然治癒力

II　からだは食材でつくられる。「食」が自然治癒力を高める

Ⅲ　血流が悪化すると、栄養が全身に行きわたらなくなる

Ⅳ　自然治癒力を上げる生活習慣

序章

医学が進歩しているにもかかわらず病人が増えている矛盾

ここ数十年、医療は急速な発展をしてきました。医療機器の進歩による高度な検査や外科手術、新薬の開発などのほか遺伝子治療も始まっています。ところが医者の数も高価な医療機器も、新薬も増えているのに、病人は一向に減りません。病院にかからないまでも、体調がおかしい、不健康だと自覚する人は、はるかに多く、健康産業は巨大マーケットとなっています。

なぜ病人が減らないのか?

老齢人口が増えたということもありますが、昔なかった要因に、加工食品の氾濫、不規則な生活、ストレス、環境汚染など、わたしたちを取り巻く環境の悪化があります。神経症、アレルギー疾患、生活習慣病などは、現代になって増えてきた疾患です。

これらの症状は日ごろの社会生活や生活習慣と複雑に絡み合っているため、細かく専門化されて全体を診ることのできない今の医療ではなかなか治せません。わたしたち自身も病気になっても自分で治そうとせず、つい医者や薬に頼ってしまいます。医者も生活がかかっています。適切な治療をして病人を減らすことが使命ですが、患者を増やさなければ生活していくことができません。そこでつい「念のために検査しましょう」とか「症状が重くならないように」といったやさしい言葉で、必要以上の治療、検査をすすめることになります。複合的な原因で発症する病気は簡単には治らず、症状は慢性化して薬の副作用で余病を発症する危険性も生まれてきます。このようにして国の医療費がどんどん上がっていきます。

こうした状況の中では、わたしたちの健康がどんなことで侵されようとしているのかを知って、一人一人が自衛していくほかありません。そのためには生命が持つ「自然治癒力」を高めて病気に負けないからだをつくることが最善の方法なのです。

食生活の悪化、運動不足、ストレスが自然治癒力を低下させる

自然治癒力とは人間、動物などが生まれながらにして持っている、ケガや病気を治

して健康を維持する力をいいます。わたしたちが骨を折ったとき、お医者さんは骨折した骨を整復して固定してくれます。インフルエンザにかかったときは、ウィルスを殺す薬を処方してくれます。元気になったとき、わたしたちはお医者さんに感謝しますが、本当にからだを治してくれたのは、わたしたちのからだが持っている自然治癒力なのです。お医者さんは、その自然治癒力がより効率よく働くためのお手伝いをしてくれただけなのです。どんな手術の名医でも見立てのうまい医者でも、自然治癒力の働かない病人の前ではまったく無力です。それほどに自然治癒力には大きな力があります。

この自然治癒力を高めるには「よい血液」と「血液のよい流れ」が大切です。ところがわたしたちはこの「よい血液」と「血液のよい流れ」を損うような生活をしています。添加物いっぱいの加工食品、運動不足、毎日の生活や仕事上でのストレスはからだを冷やして血液を汚し、血流を悪化させます。「よい血液」と「血液のよい流れ」が守られて、自然治癒力がしっかり働いていれば、ほとんどの病気は安静にしていれば治っていきます。野生の動物たちはみなそうしています。それが治らないのは、わたしたちの生活のありかたに間違いがあるからです。

ときどき医学から見放された人が奇跡的に治ったというニュースが流れますが、それらはみな自然治癒力が最高に働いたからです。その病人が自然治癒力の最高に働く生活方法や療法に出合ったからなのです。集団食中毒に遭遇しても中毒にならなかった人もいます。この人は食中毒の細菌に対抗しうる免疫力を持っていたのです。これが自然治癒力です。

残念ながら医学生たちは大学で、この自然治癒力に関する講義をまったく受けていません。大学どころかほとんどの研究機関は自然治癒力に無関心で、診察のときに詳しく指導してくれる医者も多くはありません。なぜなら「自然治癒力」は儲けにつながらないからです。

しかし、この自然治癒力を高めることが、わたしたちを健康に導いてくれる最善、最高の治療法なのです。

プラス思考は自然治癒力を高める

昭和30年代頃までは、からだが悪いなりにも元気で、今のように疲れた人はいなかったように思います。というよりも何かしらの持病があっても、それなりに割り切っていたように思うのです。医者が少なかった上に貧しかったから、自分なりに解決策を考えざるを得なかったのかもしれません。

わたしは鍼灸・指圧師という仕事がら盲人の友人が多くいます。その友人に聞いた話です。

ある五十代の女性が、医師からこのままでは目が見えなくなるかもしれないと言われて友人の鍼灸師を訪ねてきました。彼女は非常に落ちこんで泣きじゃくり、夜も寝られないようでした。友人はにこやかに「大丈夫ですよ」と言って、彼女を落ち着かせて治療に入ったということです。ところが、この友人はまったく目の見えない全盲なのです。彼女は見えなくなるかもしれないと医師に言われただけで、まだ見えています。この場合、どちらが病人なのでしょうか？

聴力、視力を失い、話すこともできなかったヘレンケラーは「障害は不便です。しかし、不幸ではありません」と語っています。「病気」とは「気を病む」と書きます。わたしたちはこころの持ち方次第で、もっと前向きになるのではないかと思うのです。

「想い」はからだを変える力を持っているのです。

からだにとってよくないことはマイナス思考です。不安、心配、怒りはからだの回復機能を止めてしまいます。表面的にどんなよいことをしていても、こころがマイナス思考でいるかぎり健康にとっては無意味です。一方、プラス思考をもって行うことは、すべてプラスに働きます。タバコも一日に2、3本なら「おいしいなぁ」と幸せを感じて吸えば、からだにはプラスに働きます。いちばん大切なのはこころの持ち方なのです。

Ⅰ　最高の名医にも勝る自然治癒力

自然治癒力を上げるには「よい血液」と「血液のよい流れ」が大切

わたしたちは、お医者さんのお世話になったとき、あの先生が治してくれたと思ってしまいます。でも治してくれたのはあの先生ではなくて、わたしたちのからだが持つ自然治癒力なのです。

たとえば、負傷して骨折したとき、お医者さんはレントゲンを撮った後で、骨の整復をして傷口を縫い合わせてくれます。その後徐々に傷口はふさがれて、骨折した骨も融合して回復していきます。このとき、お医者さんはからだがより早く回復しやすいように、段取りをしてくれるだけなのです。わたしたちのからだは傷口からバイ菌が入っても、血液の中にある白血球がそれらを排除してくれます。バイ菌を殺す抗生物質を投与することもありますが、白血球の側面支援に過ぎません。骨折した周囲の細胞は骨をつくる骨芽細胞となって、骨折した骨をつなぎ合わせます。それにはコラーゲン、カルシウム、リン、ミネラルが必要です。これらの材料はすべて血液が運んでくれます。

このようにわたしたちには、からだを治してくれる治癒力があるのです。この治癒力はすべて血液が持っています。からだが元気でいるには、よい血液が滞ることなく全身に循環していることが大切なのです。

よい血液はどうやってつくられるのか？

よい食事です。添加物の入っていない、栄養バランスの取れた食事です。生命体のからだは、すべて口から入るものによってつくられています。

血液が滞ることなく、全身に循環するためにはどうしたらよいか？

適度な運動をしてからだを動かすこと、からだを冷やさないこと。毎日笑って過ごし、規則正しい自然に沿った生活をして精神的に安定することです。ストレス、不安、悲しみは血流を悪くさせます。不眠、過労、暴飲暴食はからだのバランスを崩します。

病気は、わたしたちの生活が自然の摂理から逸脱してしまったことから起こります。

参考文献
『9 割の病気は自分で治せる』岡本裕著（中経の文庫 2009 年）
『病気にならない生き方』新谷弘実著（サンマーク出版 2005 年）
『アレルギーの９割は腸で治る！』藤田紘一郎（だいわ文庫 2011 年）

そして病気がなかなか治らないのも、自然に反した生活が原因です。病気はわたしたちの生活が、自然の流れから外れていることを教えてくれるシグナルなのです。

解決策は自然に沿った生き方をすることです。

治癒力の鍵は腸。からだが元気になるには腸が元気になることが一番

寝たきりになって点滴で栄養補給をしていたお年寄りの女性が、周囲の協力で努力して嚥下食に切り替えたところ、元気になり歩けるようになった。そんなドキュメント番組がテレビで放送されたことがあります。消化器官の口、胃、腸を刺激するということがどれほど健康に欠かせないかという好例です。

「腸の調子がいい」という人で、うつ病やパニック障害などの精神疾患、慢性病で悩んでいる人に出会ったことがありません。腸の丈夫な人は精神的に落ち込んだり、病気になったりしても立ち直りは早いようです。

進化の過程をさかのぼると、動物のなりたちは口、腸、肛門からなる1本の消化器官

だけでした。今のミミズです。その後心臓や脳が発達して現在に至ったのですが、すべて腸の神経系の支配下にありました。今でこそ脳がからだを支配しているような印象を受けますが、生命力という点に限って見れば、脳は常に腸からの情報伝達を受けています。

強いストレスは、食欲不振となり、消化器官の活動を低下させます。バランスある栄養が摂れなくなって体力を低下させます。一番の問題は、腸内細菌が住みづらい腸内環境になることです。腸内細菌が減少したり活動が弱まったりすると、生命活動を行うのに必要な酵素が生産されなくなります。

酵素は食べ物の消化吸収や細胞の新陳代謝、免疫力の向上のほか、有害物質を体外に出す解毒の働きをします。ビタミンを合成したり、腸を酸性化したりして、有害な細菌が大腸に定着するのを阻止して、病気から守ってくれます。腸内細菌は、この酵素ばかりでなくホルモンの生産、脳内伝達物質の合成にも携わっています。

腸が働かないということは、これらの重要な生命活動がなされないということを意味します。人が元気に生活するには、何よりも腸が元気になることが大切なのです。点滴では命の原点の消化器官が刺激されず、腸内細菌が元気に働くための栄養も与えられなくなります。
元気で生きるためには、口から栄養を取ることがとても大切なのです。

生きる原点は腸。脳も腸から進化した。腸は生命の危機を敏感に感じ取る

動物の進化の原点はヒドラ、イソギンチャクなどの腔腸動物といわれています。口と腸だけからできていて、食物は口から入って腸で消化吸収され、残渣物は口から吐き出されます。さらに進化して口と腸と肛門だけの単純な生命体となります。ミミズ、ゴカイなどの生物です。この口と腸と肛門だけの形が、動物を最も単純化した姿です。脳や心臓がなくても腸のない動物はいません。腸がなくては生きていけないからです。生きる原点は腸で、脳も心臓も腸から進化しました。

ミミズのからだには非常に繊細な神経が張り巡らされていて、からだの接触だけで食餌の発見や快・不快の判断をしています。人間の腸も非常に繊細で、ミミズが好・悪の判断をして食餌を取り込んでいるように、人間の腸には大脳に匹敵するほどの神

参考文献
『腸は考える』藤田恒夫（岩波新書 1991 年）
『内臓感覚』福士審（NHK ブックス 2007 年）
『脳はバカ、腸はかしこい』藤田紘一郎（三五館 2012 年）

経細胞があって、快・不快の判断をしています。断腸の思い、腸《はらわた》が煮えくりかえる、腹が立つなど腸と腹が感情を意味する表現がたくさんあります。

脳は計算や創意工夫にたけ、腸は感情や生命の危機を敏感に感じ取る役割をしているようです。誰にでも経験ある「なんともいえない不安感」などは頭でなく、腸で感じ取るようです。からだにとってよくないものを食べてしまったとき、腸は独自に判断して嘔吐や下痢をして毒物を体外に排出してからだを守ります。

これまで精神的な病は、「うつは心の風邪」というようにこころや脳の疾患ととらえられてきました。事実、こころの安定をもたらすセロトニンやドーパミンなどの脳内幸せ物質の不足がこころの不安をかき立てています。ところがこれらの物質のほとんどは腸で合成されています。腸の調子が悪いと、幸せ物質もスムーズに分泌されず、うつなどのさまざまな心身症状を起こします。

荒れた子どもたちの食生活を変えただけで、安定した精神状態になったというたくさんの報告もあります。腸の状態は脳と深くかかわっていて、腸内環境の良し悪しは情緒の安定の土台となっているのです。

腸の健康の鍵は腸内細菌。腸内細菌が喜ぶバランスのよい食事を摂る

現代人の正常な便は1回150〜200ｇくらいですが、戦前は350ｇほどありました。便が少なくなってきた背景には、食事が肉食中心となって食物繊維が減ってきたことが考えられます。

大便の中身の大半は水分です（60％）。固形物では、腸に500種類、100兆個以上あるといわれる腸内細菌（微生物）の死骸と、腸壁細胞の死骸がほとんどです。腸細胞は新陳代謝が激しく、2日に1回すべて入れ替わります。腸の壁を広げると、テニスコート一面ほどの大きさになります。その細胞が剥げ落ちて、大便として排泄されるのです。小腸にがんが発生しないのは、すべての細胞が短期間で入れ替わってしまうからだといわれています。食べ物の残りかすはわずか5〜10％くらいしかありません。

腸内細菌は、お腹の中に1、2キロもあります。腸内細菌は生命活動を行うのに必

参考文献
『病気にならない生き方』新谷弘実（サンマーク出版 2005年）
『９割の病気は自分で治せる』岡本裕（中経の文庫 2009年）
『アレルギーの９割は腸で治る！』藤田紘一郎（だいわ文庫 2011年）

要な酵素の大半を生産してくれています。酵素は食べ物の消化吸収や免疫力の向上などの働きをしています。腸内で酵素をつくる腸内細菌が元気に働いてくれるかどうかが、健康の鍵となります。

腸内細菌の代表格は大腸菌や乳酸菌です。ビタミンを合成したり、有害な細菌が大腸に定着するのを阻止したりして、病気から守ってくれます。体内に腸内細菌がないと、外から入ってくる細菌に対抗できません。さらに最近の研究では、腸内細菌の出す物質が、アトピーや花粉症、老化などを抑制していることがわかってきました。

この腸内細菌が住みやすい腸にするためには、添加物を含んだ食事や薬を避け、酒やタバコ、大食を慎んで、ストレスを溜めないようにすることです。腸内細菌は、食物繊維をエサとしているので、野菜や豆類などの食品を摂ることが大切です。

おならの臭いで腸の健康度がわかる。善玉菌が多いと芳しい匂いになる

〝おなら〟は臭いものというイメージがありますが、なかには芳しい（？）おなら

もあるのです。好きな人のおならなら芳しく感じるのかもしれませんが、「芳しいニオイ」と「臭いニオイ」の違いはどこにあるのでしょうか？

おならの発生源をたどれば、腸に行き着きます。腸の中での細菌の種類によって、ニオイに違いがあるようです。私たちの腸の中には１００兆もの腸内細菌が生息しており、その種類は５００種類もあるといわれています。腸内細菌には善玉菌と悪玉菌があります。

善玉菌の代表はビフィズス菌で、病原菌の増殖を抑え、免疫力を高めて発がん物質を分解する働きをしています。

悪玉菌は、大腸菌やウェルシュ菌が代表格で、摂った食事のたんぱく質に働きかけて、アンモニア、硫化水素といった悪臭を伴う腐敗物質をつくります。これらの生成物が、下痢・便秘などを引き起こすといわれています。

善玉菌は悪玉菌の動きを抑える働きをしています。善玉菌の多い人は、便秘や下痢もあまりしませんし、便やおならもそれほど臭くありません。しかし悪玉菌も決して不要な菌ではありません。悪玉菌は、体内に侵入した病原菌を攻撃するという働きをしてくれています。要は善玉菌と悪玉菌のバランスが大切なのです。

参考文献
『アレルギーの９割は腸で治る！』藤田紘一郎（だいわ文庫 2011 年）
『病気にならない生き方』新谷弘実（サンマーク出版 2005 年）
『病気にならない食べ方』高田明和（中経の文庫 2007 年）

善玉菌をふやすには、ヨーグルトなどの乳酸菌や発酵食品を摂ることが大切です。発酵食品には日本古来の味噌、しょうゆ、漬物などがあります。おならが臭いと感じたら、腸からの救援信号だと思ってください。日本古来の食生活に切り替えると、徐々に芳しいおならになってきます。

酵素が減れば、免疫力が低下して病気にかかりやすくなる

酵素（エンザイム）は、生体内で起こる化学反応に欠かせないもので、生命活動をしている生物には必ずある物質です。

「家造り」にたとえると、酵素は大工さんの役目をしています。柱や瓦などの材料がすべてそろっていても、大工さんがいなければ家は建ちません。動物でも植物でも生物は、この酵素がなければ生きていくことができないのです。

酵素は、食べ物の消化吸収に必要な「消化酵素」と細胞の新陳代謝を助ける「代謝酵素」に分けられます。ところが残念ながら、人間のからだの生み出す酵素の総量は

参考文献
『生命の暗号』村上和雄（サンマーク出版 1997 年）
『病気にならない生き方』 新谷弘実（サンマーク出版 2005 年）
「玄米酵素の基礎知識」株式会社玄米酵素

決まっているので、どちらかが増えれば、もう一方は減るという関係にあります。暴飲暴食すれば、身体は「消化酵素」をたくさん使って消化吸収を促進しますが、もう一方の「代謝酵素」は減って、身体の免疫力が低下して病気にかかりやすくなってしまいます。つまり満腹イコール免疫力低下です。うまくできていますね。

健康でいるには、この酵素を増やさなければなりません。体内でつくられる酵素には限りがありますから、食物から補います。すべての生鮮食物には酵素がありますが、加熱処理や加工した食品には酵素は破壊されてありません。そこで生もの、発酵食品を多く食べることが大切になってきます。納豆、味噌、しょうゆなどの日本古来の食品は酵素の宝庫です。生野菜も酵素はたくさん含んでいますが、食べすぎると体を冷やしかねません。煮物野菜とバランスよく食べてください。

健康な人の便を患者の腸に移植して健康を回復する医療が始まった

腸の中には５００種類に及ぶ微生物（腸内細菌）がいて、腸内フローラ（お花畑）

と呼ばれています。近年、これまで原因のわからなかった多くの病気が、腸内細菌のバランスの崩れから起きていることがわかってきました。腸内細菌の出す物質が、健康に大きくかかわっていたのです。老化、肥満、アレルギーなど30以上の病気がこの腸内細菌の影響を受けています。腸内細菌の内容によって、体質や性格までも変わるとさえいわれ、私たち生命体にとって、腸内細菌はなくてはならない共同体なのです。

ところが、腸内環境の悪化で、この腸内細菌が少なくなっている人が目立つようになりました。食生活の乱れや生活環境、ストレス、薬の飲みすぎなどで、腸に腸内細菌が住みづらくなったからです。そこで、腸内細菌をいっぱい持った健康な人の便を、腸内細菌のバランスを崩した患者さんの腸にそっくり移植して、腸内細菌を増やしていくという臨床試験が行われています。

欧米ではすでに通常医療として行われ、その有効性は多数報告されています。特に腸炎においては効果が高く、糖尿病や肥満についても応用され始めています。生命維持装置が必要だった人が、わずか２、３日で驚くほど元気になったという報告もあります。

参考文献
「腸内フローラ　驚異の細菌パワー」（NHK スペシャル 2015 年放送）
『食べることをやめました』森美智代（マキノ出版 2008 年）
『人生を決めるのは脳が１割、腸が９割』小林弘幸（講談社＋α新書 2014 年）

パンダの赤ちゃんは、土をなめたり、お母さんの便をなめたりして、お母さんの便の中にいる腸内細菌を取り込みます。一部の動物たちはこうして、生きていくために腸内環境を整えているのです。

一日に50カロリーの青汁一杯だけで20年も元気に活動している鍼灸師の森美智代さんの腸内には、植物繊維を分解できる腸内細菌が一般の人の2倍もあります。なかでも植物繊維からアミノ酸を作り出す細菌が、一般人の100倍近くあって、牛と同じように草だけを食べて豊富なたんぱく質をつくることができるそうです。森さんは断食生活を続けるなかで、腸が適応していったのではないかと語っています。草だけ食べて大きなからだをしている牛や象の腸には、たんぱく質をつくりだす腸内細菌がいっぱいいるのかもしれません。

低体温とはからだの芯の体温が低いこと。低体温になる4つの原因

「低体温」というのは、からだの中枢の温度が低い状態をいいます。

わたしたち現代人の平均体温は36・5℃くらいといわれていますが、50年前に比べて0・3℃ほど下がっているそうです。最近では若い人にも35℃台の低体温の人が増えてきています。低体温の人が冷え性というわけではありません。低体温はからだの中枢部が冷えているのに対して、冷え性は、からだ本体は温かいのに、手足などの末端部が冷えている状態をいいます。

低体温になると、腸内細菌の活動が下がって、酵素の働きも低下していきます。新陳代謝が悪くなり、免疫力も低下して病気になりやすくなってしまいます。低体温になる原因には、食生活の乱れ、運動不足、生活習慣、ストレスの4つがあります。

【食生活の乱れ】

たんぱく質は熱を発生させる筋肉をつくります。低体温の改善には肉類、卵、納豆などのたんぱく質を摂って、筋肉をつけることが大切です。

無理なダイエットはビタミンとミネラルの不足を招いて、体温を調節する機能を鈍らせて低体温を招きます。サプリメントでビタミン、ミネラルを補給することも必要になってきます。

食べすぎは消化吸収のために胃腸に血液が動員されて、全身を巡る血液の供給量が減ります。熱を生む筋肉や他の臓器への血液量が減ると、結果として酸素や栄養の補給などがおろそかになって低体温につながります。

夏野菜は水分が多く、暑い夏にからだを冷やす働きをします。それを季節外れの冬に食べると、からだを冷やす原因になります。

【運動不足】

からだの熱を発生させるのは筋肉です。筋肉が多ければ、当然からだ全体の発熱量も多くなります。男性が女性よりもからだが温かいのはこのためです。

運動は血液の循環を促進する筋肉の力をつけてからだを温めます。ふくらはぎの筋肉は歩くことで収縮、弛緩を繰り返して、足に滞る血液を心臓に送り返しています。ふくらはぎが第二の心臓といわれるのはこのためです。効率よく筋肉を鍛えて発熱量を多くするには、発熱量の多い大きな筋肉を鍛えることです。腹筋、背筋、殿筋、太ももの大腿四頭筋などです。

【生活習慣】

お風呂はからだを芯から温めて、血流を促してからだにたまった老廃物を排出します。自律神経をリラックスさせて、低体温や冷えの対策には最高の方法です。

参考文献
『万病を治す冷えとり健康法』進藤義晴（農文協 1988年）
『体を温めると病気は必ず治る』石原結實（三笠書房 2003年）
『病気にならない生き方』新谷弘実（サンマーク出版 2005年）

睡眠不足は、体温を調節する機能を狂わせて低体温にします。タバコは血管を収縮させて、血流を悪くさせてからだを冷やします。

【ストレス】

ストレスは無意識に筋肉を緊張させて、血液の流れを悪くしてからだを冷やします。ストレスはこころの動きに敏感な内臓の働きも悪くさせてしまいます。体温を発生させるところは、1位が筋肉、2位が肝臓、3位が胃腸で、内臓が大量の熱を発生しています。からだを動かさない安静時では、内臓が全体の半分以上の熱を出しています。食事をするとからだがポカポカしてくるのは、肝臓や胃腸が活発に動いて熱をつくるからです。

低体温の人はストレスと食生活に気をつけて、胃腸を元気にすることを心がけます。

冷え性はからだの芯が温かいのに、手足が冷えている状態

冷え性はからだ本体が温かいのに、手足などの末端部が冷えている状態をいいます。

温かいところがあるから、よけいに冷たいところもよく感じます。

冷え性の原因、治療の基本は低体温と同じです。冷え性を放置しておくと、肩こりや腰痛、内臓や神経の障害を引き起こしかねません。女性にとってからだの冷えは健康ばかりでなく、美容にも大敵です

「私は冷え性なので、プールで泳いではいけませんか？」と質問する人がいます。プールで胸まで水につかるのは構いませんが、プールサイドに座って、足だけ水につけるのは問題です。体の末端部分だけを冷やすことが冷え性を助長します。

衣服でからだを温めるときは、できるだけ冷えている部分を温めます。全身を暖かい衣服ですっぽり包んでも、からだの温かいところと冷えているところのアンバランスは解消しません。冷たいところを温めてこそアンバランスが解消されます。

冷え性の手軽な解消法のひとつは半身浴です。お風呂で重点的に下半身（みぞおちから下）を温めるのです。冬でもシャワーだけという人がいますが、お風呂は〝からだを洗う〟というよりも〝健康のためにからだを温めるところ〟と考えたいと思います。

参考文献
『万病を治す冷えとり健康法』進藤義晴（農文協 1988 年）
『体を温めると病気は必ず治る』石原結實（三笠書房 2003 年）

西洋医学、代替療法、民間療法を組み合わせた「統合医療」の誕生

西洋医学と聞くと、血液検査や近代的な医療機器、手術を思い浮かべます。一方東洋医学は、漢方薬や鍼、灸が浮かんできます。この両者は使う器具だけでなく、病気に対する考え方が根本から異なっています。

西洋医学は「悪いものを見つけて排除する」という考え方が基本になっています。病気の原因がどこにあるのか、局部的、求心的に調べていきます。細菌を殺す抗生物質を使い、手術で患部を切除します。

東洋医学は、「患者の体質を改善して治癒力を高めて病気を治す」という考え方です。患者さんの生活環境や生活習慣を尋ね、顔色や声の調子など全身の状態を診て治療方針を決めます。

西洋医学が診断した病名をもとに、病気の原因を抑制、排除する治療方針を立てるのに対して、東洋医学では、患者の病状に基づいて治癒力を高める治療をしていきます。そのため同じ風邪であっても、症状によって治療内容が異なってきます。

西洋医学では、治療対象が専門化、細分化されて、患部だけを見た治療がなされて

きました。その結果、患者は症状の数だけいくつもの病院をはしごせざるを得ないという状況です。医者も個々の症状にこだわるあまりに、病気の全体像が見えなくなってしまうという問題点が出てきました。医学は進歩したものの患者数は増えるという矛盾を抱えるようになってしまったのです。

この問題点を解消するために、２０１２年、厚生労働省は西洋医学のみならず、代替療法、民間療法などを組み合わせて、患者中心の医療を行う「統合医療」の検討に入りました。医療に携わるすべての人たちの知識、技能を結集した「統合医療」を広めようというものです。

ちなみに以下のような療法が検討対象になっています。

心身療法

鍼灸、マッサージ療法、気功、アロマセラピートリートメント、瞑想、運動療法、リラクゼーション、整体、太極拳、ヨガ、催眠療法など

天然物療法

ハーブ、サプリメント、健康食品など

Ⅱ　からだは食材でつくられる。「食」が自然治癒力を高める

機械的に設定されたカロリー栄養学は、生きたからだには適さない

カロリーの計り方を考え出したのは、19世紀後半に活躍したドイツの栄養学者カール・フォン・フォイトです。彼は、生命活動を支える食物を計る基準を考え出しました。食物を容器で燃やして得られる熱量（カロリー）を、そのまま食物の栄養基準と機械的に設定したのです。

1カロリーは、1グラムの水の温度を1℃上げるのに必要な熱量です。ある食品10gを熱して水10ccを10度上げると、この食品のカロリーは1gで10カロリーとなります。このような燃焼実験を重ねた結果、三大栄養素の炭水化物、たんぱく質は1gを約4カロリー、脂質は約9カロリーで計算することに決定しました。現在「食品のカロリー」

という場合には、これら3大栄養素が体内で発生させる熱量を指すことになっています。

カール・フォン・フォイトは一日に必要なエネルギーを約２４００カロリーとしました。そして摂取カロリーが活動に必要とされるカロリーを下回ると、次第にやせ細って餓死すると断定しました。

ところが、超低カロリーで生活していても、まったく元気な人が数多くいます。大阪府八尾市の鍼灸師森美智代さんは、脊髄小脳変性症を食断ちで克服して、一日青汁一杯50カロリーだけで20年も元気に活躍しています。それでいてふっくらとしたすてきな女性です。小食な人ほど健康だという数多くの報告もあり、カール・フォン・フォイトのカロリー理論が現実とずれていることがわかってきました。人間の生命活動を機械的に数字に当てはめようとしたことに問題があるようです。

ところで「一日に必要なカロリー」の測定は難しく、おおざっぱにならざるを得ません。今、成人の必要カロリーは１８００～２２００キロカロリーといわれていますが、測定はこんな方法で行われています。

被験者に完全に密閉した部屋で日常生活と同じ生活をしてもらいます。そして、そ

参考文献
『いのちのガイドブック』船瀬俊介（キラジェンヌ 2015 年）
『食べない生き方』森美智代（サンマーク出版 2013 年）
『マクロビオティック入門』久司道夫（かんき出版 1997 年）

の間の酸素濃度や二酸化炭素の濃度変化を測定するのです。するとその人が一日で消費したカロリーの総量が計算できるというわけです。大勢の人に同じ実験を行って出した平均が〝一日に必要なカロリー〟なのです。

今ではカロリー栄養学に代わって、食物のもつ特性を重視した「食養学」が注目されるようになってきました。

アメリカ人の病気の原因は高カロリーの動物性食品にあった

１９７７年、アメリカで、食と健康に関する衝撃的なレポートが発表されました。発表した「上院特別委員会」の委員長、ジョージ・Ｓ・マクガバン氏の名前から「マクガバン・レポート」と呼ばれています。

当時のアメリカは、医療費が増大して国家財政の危機にありました。アメリカでは多くの人が心臓病にかかり深刻な問題となっていました。肥満、高脂血症、高血圧などの「生活習慣病」のほか、がん、子宮筋腫が多く発症していたのです。

医学の進歩にもかかわらず、いっこうに病人が減らない原因はなんなのか？　時のフォード大統領は、国民が病気になる原因を解明して、根本的な対策を立てるために特別委員会を設立したのです。そうして発表されたのが「マクガバン・レポート」でした。

マクガバン・レポートは「多くの病気の原因が、肉食中心の間違った食生活にある」と結論づけ「高カロリー、高脂肪の食肉、乳製品、卵などの動物性食品を減らして、できるだけ精製しない穀物や野菜、果物を多く摂るように」と勧告しました。

最も理想的な食事として、昔の日本の食事をすすめていました。これが、日本食が健康食として、世界的に注目を浴びるようになったきっかけでした。「昔の食事」とは、精白していない穀類を主食として季節の野菜や海草、魚介類を摂っていた頃の食事という意味です。

アメリカ国内の食肉業界や酪農業界の圧力を受けながらも、このときからアメリカの食生活は大きく変わってきました。意識の高い人たちは穀物菜食(マクロビオティック）を実践し始め、国連やＷＨＯ、世界的な学会でも認められるようになってきました。そして１９９０年を境にアメリカでのがん罹患率が低下してきました。

参考文献
『がん患者は玄米を食べなさい』伊藤悦男（現代書林 2009 年）
『病気にならない生き方』新谷弘実（サンマーク出版 2005 年）
『久司道夫のマクロビオティック入門編』久司道夫（東洋経済新報社 2004 年）

「健康になるための第一歩は食から」これが世界の潮流となっています。

コンビニ弁当を食べ続けた豚に奇形の出産や死産が相次いだ

西日本新聞「食卓の向こう側」（2004年3月19日朝刊）から転載――

二年ほど前、福岡県内の養豚農家で〝事件〟が起きた。

母豚のお産で死産が相次いだのだ。やっと生まれたと思ったら奇形だったり、虚弱体質ですぐに死んだり。透明なはずの羊水はコーヒー色に濁っていた。

「えさだ」。ピンときた農場主は、穀物など元のえさに変えた。徐々にお産は正常に戻ったが、二十五頭の母豚が被害に遭い、農場主は生まれるべき約二百五十頭の子豚をフイにした。

母豚が食べたのは、賞味期限が切れた、あるコンビニの弁当やおにぎりなど。「廃棄して処理料を払うより、ただで豚のえさにした方が得」と考えた回収業者が持ち込んだ。期限切れとはいえ、腐っているわけではない。「ちょっとつまもうか」

と、農場主が思ったほどの品だった。

肥育用の子豚に与えれば、肉質にむらがでる。そこで母豚に、それだけを毎日三キロ与えた。農場主の計算では月二十万円のえさ代が浮くはずだったが、百十四日（豚の妊娠期間）後、予期せぬ結果が待っていた。

原因はわからない。だが、予兆はあった。与え始めて間もなく、母豚がぶくぶく太ったのだ。すぐに量を減らした。

豚の体の構造は人間に近い。人間でいえば、三食すべてをコンビニ弁当にしたのと同じこと。それでは栄養バランスが崩れてしまう。

一般的なコンビニ弁当は高脂質で、濃いめの味付け、少ない野菜。毎食これで済ませたら…。

家庭にはない食品添加物も入っている。「腐る」という自然の摂理から逃れるには、何らかの形で人の手を加えなければならない。例えば、おにぎりを「夏場で製造後四十八時間もつ」ようにするには、添加物などの〝テクニック〟が要る。だが、そのおかげで、私たちはいつでもどこでも、おにぎりをほおばることができるのだ。——

以上転載

安く大量消費される食材は、海外から輸入される段階から添加物だらけです。栽培、生産されるときから大量の農薬を使い、収穫後の作物には長期の輸送に耐えられるように殺菌剤、防腐剤などの薬品を使います。それらを食材として調理するときには、食品の風味や外観、色合いをよくするための甘味料、着色料、香料、食品の保存性をよくする保存料、酸化防止剤などの添加物を使います。このため、スーパーやコンビニで売られる食品はいつまでも腐らずに日持ちがするのです。

調理する前までに使われた農薬や殺菌剤などには表示義務はありません。薬品のおかげで、海外の食材を安く手に入れることができ、食品添加物のおかげで、食品の長期保存ができて、食品を無駄なく安く楽しく味わうことができます。こうした点からは、一方的に添加物反対とはいえません。

ただ現状は営利に走るあまり、必要以上に大量の農薬や添加物を使って、消費者の健康を害している業者も見られます。健康に悪いとわかっていながら、見ばえや安さにつられて、つい買ってしまうわたしたち消費者にも責任があります。

参考文献
「食卓の向こう側」西日本新聞社（2004 年 3 月 19 日掲載）
『コンビニ弁当』真弓定夫監修（美健ガイド社 2015 年）

菓子パン、ジュースなどを好む食生活の乱れが子どもたちを暴力的にさせていた

タバコやたかりなどの非行、暴力が毎日のように起きていた長野県真田町のある中学校での話です。

校長は、子どもたちの食の現状調査から、非行の原因の一つが粗末な食生活にあると考えました。菓子パン、ジュース、コンビニ食が多く、朝食を摂っていない子どもも40パーセント近くいました。野菜はほとんど摂っていませんでした。そこで校長はそれまでの洋食中心の給食から米を主食にした和食に切り替える決断をしました。学校の花壇には、こころを和ませるように花をいっぱい植えました。

その後、目に見えて不登校が減り、非行が消え、学力もトップクラスに上がってきました。無気力、キレる、非行やいじめをする子どもたちは、魚や野菜の摂取量が極めて少なかったのです。

この実例は、いかに食生活が大切かを教えてくれています。

１９６９年ロンドンで開催された「社会精神医学国際会議」で、ある精神医学者が発表した低血糖症の典型例の「悪童マイケル」の話です。

マイケルは非常に情緒不安定で、何事にも集中できず、暴力的でけんかが絶えませんでした。夜は不眠を訴え、うなされたり手が震えたりすることもありました。

医師が日常の食生活を調べたところ、両親が忙しくて加工食品や甘い菓子類、アイスクリームばかり摂っていました。医師は母親と相談してマイケルの好む甘い食べものや加工食品、肉類を食べさせないようにしました。その代わりにたくさんの野菜と黒パンを主とした食事を続けさせたところ、以前とはすっかり違ったよい子に変身しました。

よい子の状態がしばらく続いた後、試しにまた元のようなマイケルの好きな甘い菓子や加工食品を摂らせてみました。しばらくすると、母親からマイケルがまた以前のような悪童に戻ってしまったという連絡がありました。

これらのことから子どもたちがキレたり、荒れたりするのは食生活にも問題があることがわかってきました。荒れる原因は、子どもたちが好むお菓子、菓子パン、ジュースなどの甘い食べ物を多量にとることによって起きる低血糖症だったのです。

参考文献
『給食で死ぬ』大塚貢、西村修共著（コスモ21 2012年）
『子供も大人もなぜキレる』大沢博（プレーン出版 2015年）

甘いものを摂りすぎて起きる低血糖症。大人も暴力的、うつ状態になる

菓子やジュースなど糖分をたくさん摂っているのに、なぜ低血糖症になるのか？不思議な話です。

人間には常にからだを正常にしようという恒常性維持機能が働いています。お菓子やジュースなどで糖分を摂りすぎると、すい臓は急激に上がった血糖値を下げようとして、血糖値を下げるインスリンというホルモンを大量に分泌します。その結果、血糖値は急降下して低血糖を起こします。

低血糖になると脳とからだが糖分不足になり、からだがだるくなり集中力が低下してきます。そうするとからだは低血糖にならないようにと脳内ホルモンを出して血糖値を上げようとします。その過程で不安感や抑うつ感を引き起こし、怒りっぽくイライラしやすくなっていくのです。これが菓子やジュースなど甘いものを摂りすぎたときに起こる低血糖症のメカニズムです。

参考文献
『うつは食べ物が原因だった！』溝口徹（青春出版社 2009 年）
『子供も大人もなぜキレる』大沢博（ブレーン出版 1998 年）
『心療内科に行く前に食事を変えなさい』姫野友美（青春出版社 2010 年）

ＷＨＯのガイドラインでは、砂糖の１日の摂取限度の目標は25ｇとなっています。缶飲料は１本で約30ｇの砂糖が含まれているため、ジュース１本を飲むだけでも摂取限度目標を超えてしまいます。

いじめ問題は、食習慣や栄養状態にも問題があることが見えてきました。食生活が原因でイライラしていたのです。野菜、ビタミンやミネラルの不足もあって、バランスのよい食生活ではなかったのです。

低血糖症は子どもだけではありません。大人も暴力的になったり、うつ病になったりしています。食事を甘い菓子パンやジュース、コンビニ食で済ませる人は、必然的にたんぱく質や野菜の摂取が少なくなり、ビタミンやミネラルの不足に陥ります。そこから体調やこころのバランスを崩していくのです。

こころの病気は脳の栄養不足も一因。サプリメントで症状が改善した

今や、10人に１人がうつ病や不安障害などの精神疾患にかかっているといわれてい

ます。「こころの病」というと「こころと周囲の環境」に焦点が当てられがちですが、栄養バランスが悪いためこころもバランスを崩してくることもわかってきました。

「分子整合栄養療法」という治療法は、からだ（脳）の栄養状態を調べて、不足している栄養素を見きわめ、それを補っていくことでうつなどの精神疾患を改善していこうとする栄養療法です。投薬を主体にする医学界では、まだ認知度は低いですが、薬による副作用もなく成果を上げています。

うつ症状の患者さんの脳には「セロトニン」という神経伝達物質が不足していることがわかっています。これまでの治療では、投薬でこのセロトニンの減少を抑えて濃度を高めることで症状を改善しようとしてきました。これではセロトニンを自分でつくりだすことができない限り、薬をやめることができません。徐々に効きが悪くなると、薬の量を増やしたり、種類を変えたりしなければならなくなります。

「栄養療法」はセロトニンの材料となる栄養素をからだに取り入れることによって、セロトニンそのものの生産を増やす、という考え方です。ですから食事や生活指導、サプリメントが主体となります。

うつなどの精神疾患の患者さんには、共通の食傾向があります。即席ものやコンビニ食が多く、パンや菓子といった甘いものが（糖質）が好きです。そのため患者さんには「低血糖症」の人が多いのです。心療内科医の姫野友美さんは精神症状を訴えて来院した３００人中、２９６人もの人が「低血糖症」だったと述べています。

東京で栄養療法を実践している溝口徹医師は、ある引きこもりに近い「ヘタレ君」の診察をしました。両親と同居する彼は昼夜逆転の生活を送り、階下の物音にも神経質に反応して「うるせえな、くそババア！」とキレていたといいます。食生活はインスタント食品中心でした。精神科に通院して、多量の薬も服用していました。

血液検査をしたところ、栄養欠損そのものの結果がでました。亜鉛とビタミンB群が不足していました。やる気が失せて性欲もなくなり、音に敏感になり睡眠リズムが乱れ、すぐキレる。これらは亜鉛とビタミンB群の不足によって起こる症状の特徴です。

溝口医師はインスタント食品と必要以外の薬をすべてやめるように指導して、欠乏している栄養素を補うため、サプリメントを飲んでもらいました。それからわずか2週間後、そのヘタレ君から就職活動を始めたという朗報が届いたということです。

参考文献
『うつは食べ物が原因だった！』溝口徹（青春出版社 2009 年）
『心療内科に行く前に食事を変えなさい』姫野友美（青春出版社 2010 年）
『子供も大人もなぜキレる』大沢博（ブレーン出版 1998 年）

乳製品の消費量が多い国ほど骨粗鬆症が発症している

日本は戦後の学校給食の始まりとともに酪農が発展して、わたしたちは牛乳が骨を丈夫にしてくれると教えられてきました。

ところが乳製品の消費量が多いノルウェー、アメリカ、デンマークなどの酪農国では、日本の数倍の骨粗鬆症が発症しているのです。特に世界一の乳製品消費国のノルウェーでは骨粗鬆症が日本の５倍の発症率です。日本も、戦後乳製品の消費量が多くなるにつれて、骨粗鬆症の人が多くなってきています。

実は「牛乳はカルシウムが多いから骨が強くなる」というのは、栄養学から見ただけの見解で、現実はそんなに単純ではありません。カルシウムを消化、吸収するにはマグネシウムが必要ですが、牛乳にはマグネシウムがほんの少ししか含まれていません。そのためカルシウムの吸収が難しいのです。

さらに牛乳には、カルシウムとともにたくさんのリンが含まれています。このリンが骨のカルシウムを溶かして、リン酸カルシウムとなってカルシウムを体外に排泄し

参考文献
『病気にならない生き方』新谷弘実（サンマーク出版 2005 年）
『医者いらずの食』内海聡（キラジェンヌ 2013 年）
『マクロビオティック入門』久司道夫（かんき出版 1997 年）

てしまうのです。

これが牛乳を飲めば飲むほど体内のカルシウムが減少していくメカニズムです。そのために逆に骨が脆くなって、骨粗鬆症の発生率が高くなっていくのです。

牛乳以外からカルシウムを摂るには、煮干や干しエビ、エビの佃煮などの海産物がおすすめで、カルシウム量は牛乳をはるかにしのいでいます。カルシウムは骨ごと食べる魚、殻まで食べるエビ、薬物等に多く含まれています。切り干し大根やパセリ、モロヘイヤなどの野菜にも良質なカルシウムがたくさん含まれています。

食品が腐らずにいつまでもサクサクしている隠し技は「トランス脂肪酸」

海外のインターネットでユーザーが、ある会社のフライドポテトを3年間放置して、その変化を画像で公開。腐敗しないポテトと話題を集めたことがありました。食品が腐らないという隠し技には、「トランス脂肪酸」という秘密兵器があったのです。トランス脂肪酸の入ったマーガリンやショートニング、食用植物油はサクサクとした触感で、いつまでも腐らないのです。

トランス脂肪酸は、植物性の油を化学処理したときにできる脂肪酸で、自然には存在しない、ほとんどプラスチックと変わらない化学構造をしています。トランス脂肪酸が利用される一番の理由は、食品がいつまでも腐らず長く保存できるからです。

ところが、このトランス脂肪酸は細胞膜に悪影響を与えます。細胞膜は浸透圧を調整して酸素や栄養を吸収、老廃物の排泄をする大切な仕事をしています。トランス脂肪酸はこの細胞膜に障害を与えて、細胞の働きを混乱させてしまうのです。トランス脂肪酸を摂取することで、動脈硬化が悪化、高血圧、狭心症などの心臓病などのリスクが高まります。

トランス脂肪酸は、パン、菓子類、カップ麺、アイスクリーム、マヨネーズほか多種多様に使われています。

お店の揚げ物が家のよりカラッとしておいしいのは、職人技でなくトランス脂肪酸いっぱいのショートニングを入れた油で揚げているからです。

２０１５年、アメリカ食品医薬品局はトランス脂肪酸を多く含む油脂について、食

参考文献
『医者いらずの食』内海聡（キラジェンヌ 2013 年）
『オイルショック』真弓定夫（美健ガイド社 2009 年）
『病気にならない生き方』新谷弘実（サンマーク出版 2005 年）

品への使用を3年以内にやめるよう通達しました。WHO（世界保健機構）も危険性を訴えていますが、残念ながら先進国では日本だけがトランス脂肪酸の表示すら義務化していません。

トランス脂肪酸が含まれている食品を見つけるには、ラベルを確認します。成分表示に「植物性油脂」と書かれているものは、トランス脂肪酸が使用されています。ラベルで確認するのは賞味期限だけでなく、成分表示も大切です。

自然治癒力を高める食生活「マクロビオティック」

健康食を考えるときに、「マクロビオティック」という言葉がよく出てきます。70年前、食文化研究家の桜沢如一さんが「玄米菜食」という食事法を提唱したことが始まりで、その後久司道夫さんによって体系化されて欧米を中心に広まりました。

マクロビオティックは基本的に玄米を主食として、野菜や海藻類、漬物などを副食とする食事法ですが、その方法にはいろいろなやり方があります。大切なことは、その人の環境や好みも考え合わせて、目標に向かって自然に無理なく続けることです。ただし病気を食事で治そうと考えると、かなり厳格にならざるを得ません。

マクロビオティックの基本的な柱は３本です。

①　陰陽調和

食材を陰、中庸、陽に分けてバランスよく摂ります。陽の食品は体を温め、陰の食品は冷やします。陽の食材は肉、魚、卵など。陰の食材は白米、砂糖、果物などです。

日本古来の玄米菜食の食事は中庸に入ります。

②　身土不二

「その人が育ったのと同じ土地で採れた旬の食材がその人の健康にもっともよい」という意味です。食糧の70％を輸入している日本では難しいですが、せめて生鮮品は日本国内で生産された食材で賄いたいものです。

③　一物全体食

「食材そのものは全体でバランスが取れているので、丸ごと摂ることで栄養のバランスが取れる」という意味です。魚は内臓も食べます。果物や野菜類は皮に

参考文献
『久司道夫のマクロビオティック入門編』久司道夫（東洋経済新報社 2004年）
『病気にならない生き方』新谷弘実（サンマーク出版 2005年）
『がん患者は玄米を食べなさい』伊藤悦男（現代書林 2009年）

貴重な栄養が含まれていますが、残留農薬もあって難しいところです。

今の時代では3本の柱を実行することは難しいですが、ポイントは「偏らずにバランスよく食べる」ことです。

玄米はほとんどの栄養素をバランスよく蓄えている

よく玄米のことを「完全食品」といいます。人体に必要な栄養素を備えているという意味です。玄米には食物繊維、酵素、ビタミン類、ミネラル類など人間が必要とする栄養素のほとんどが含まれています。

この栄養素の95％は胚芽を含む米ぬかにあります。わたしたちが好んで食べる白米には米全体の5％しか栄養がありません。玄米は白米に比べてはるかに栄養価が高く、しかも、栄養素がバランスよく含まれているのです。

とりわけ不足しがちなカルシウム、マグネシウム、鉄、亜鉛などの微量栄養素が摂れるのは心強いことです。短期間なら、玄米だけでほかに何も食べなくともやっていけるようです。食事で大切なことは、あらゆる栄養をバランスよく摂ることで、この意味からも玄米は合理的な食材といえるでしょう。

玄米には白米と比べて約8倍も食物繊維が含まれています。

「便秘解消には食物繊維！」とよくいわれますが、他の健康食品と比べて

白米と玄米の成分比較表（100g 当たり）

成分	白米	玄米	比較
エネルギー	356 Kcal	350 Kcal	0.98 倍
たんぱく質	6.1 g	6.8 g	1.11 倍
脂質	0.9 g	2.7 g	3 倍
炭水化物	77.1 g	73.8 g	0.96 倍
灰分	0.4 g	1.2 g	3 倍
ミネラル			
ナトリウム	1 mg	1 mg	
カリウム	88 mg	230 mg	2.61 倍
カルシウム	5 mg	9 mg	1.8 倍
マグネシウム	23 mg	110 mg	4.78 倍
リン	94 mg	290 mg	3.09 倍
鉄	0.8 mg	2.1 mg	2.63 倍
亜鉛	1.4 mg	1.8 mg	1.29 倍
銅	0.22 mg	0.27 mg	1.23 倍
マンガン	0.8 mg	2.05 mg	2.56 倍
ビタミンＥ	0.2 mg	1.3 mg	6.5 倍
ビタミンＢ１	0.08 mg	0.41 mg	5.13 倍
ビタミンＢ２	0.02 mg	0.04 mg	2 倍
ナイアシン	1.2 mg	6.3 mg	5.25 倍
ビタミンＢ６	0.12 mg	0.45 mg	3.75 倍
葉酸	12 mg	27 mg	2.25 倍
パントテン酸	0.66 mg	1.36 mg	2.06 倍
水溶性食物繊維	–	0.7 g	–
不溶性食物繊維	0.5 g	2.3 g	4.6 倍

科学技術庁資源調査会《五訂日本食品標準成分表》より

参考文献
『がん患者は玄米を食べなさい』伊藤悦男（現代書林 2009 年）
『医学不要論』内海聡（三五館 2013 年）
『玄米のエビデンス』渡邊昌監修（キラジェンヌ 2015 年）

も、玄米の整腸作用は強力です。便秘気味の方にはおすすめです。玄米は、消化に時間がかかるため吸収されにくく、ダイエットに効果的な食物としても注目されています。よく噛むことで満腹感を感じやすく、食べ過ぎ防止にもなるからです。

ところで玄米にはほとんどの栄養素は含まれていても、その量は少なく欠けている栄養素もあります。ビタミンCやD、B_{12}などはまったくありません。脂質やたんぱく質は必要とされる摂取量にはとても足りません。そのためこれらの栄養素は副食として摂らなければなりません。

優れた玄米の排毒作用。放射性物質までも排出

〈放射性物質〉

9歳のとき、広島の爆心地から2㎞のところで被爆した平賀佐和子さんのお話です。彼女は奇跡的に一命を取りとめたものの、焼けただれたからだは皮膚呼吸ができなくなり、ケロイドは切っても切っても盛り上がり、夏場は傷口からウジがわくほどで

した。彼女は大学生のとき、マクロビオティックの提唱者の桜沢如一さんの指導を受けて玄米食を始めました。数か月たって身体の焼けただれたケロイドの皮膚がポロポロと剥がれ落ちてきました。平賀さんはその後7人の子どもを育て、広島でマクロビオティックを広めました。

彼女は講演でこう語っています。

「今でこそ私がはっきり言えるのは、血液を健全にすることですね。桜沢先生に会って、そのことを学び、実践して30年になります。玄米というのは、まずエネルギーがすごいですよ。放射能のエネルギーのようなものじゃないんですよ。朝一口玄米を食べると、もうこれで一日中もっと思うんです。そのぐらいエネルギーがあるんです」

原爆が投下された長崎の秋月辰一郎医師のお話です。

爆心地から1・8㎞離れていた聖フランシスコ病院で診療していた秋月さんは、スタッフたちと焼け出された患者さんを治療し続けました。ところが秋月さんと一緒に治療に当たったスタッフたちは、その後一人も原爆症が出ませんでした。病院には玄米と味噌とワカメがたくさん保存してあって、彼らはそれを食べていました。

秋月さんは著書のなかで、このときの食事が原爆症から守ってくれたと書いています。玄米は体内の放射性物質を排除して、がん細胞の発生からからだを守る役割も果たしてくれました。

〈毒物〉

玄米には「フィチン」という強力な排毒物質があります。フィチンは、体内に入るとフィチン酸になります。フィチン酸は、農薬や食品添加物などの化学物質、水銀、鉛などの有害重金属などのあらゆる毒物と結びついて体外に排出する働きがあります。食物繊維も老廃物を排出しますが、フィチン酸は骨や内臓にまで浸み込んだ毒物も強い力で排出します。

マウスを使って、体内に蓄積された水銀の量を調べた実験があります。1か月間、白米を食べたマウスと玄米を食べたマウスの排泄された体内水銀の量を比較しました。すると白米の2・5％減に対して、なんと玄米は88・3％減となったのです。これで玄米に強力な排毒作用があるのがわかりました。平賀佐和子さんのからだから放射性物質を排除したのもこのフィチンです。

参考文献
『体質と食物』秋月辰一郎（クリエ―出版 1980 年）
『がん患者は玄米を食べなさい』伊藤悦男（現代書林 2009 年）
「原爆を超えて・被爆から 45 年の体験記」（平賀佐和子講演 2011 年）

〈残留農薬〉

玄米は脱穀するだけなので、精米した白米に比べて残留農薬が心配されます。実際玄米には白米の2倍近い農薬が残留するそうです。しかし、玄米には「フィチン」の排毒作用があって、体内に残留する農薬も排泄されています。

玄米が「天然の抗がん剤」といわれている理由

玄米には「天然の抗がん剤」といわれる物質がいくつも含まれています。

① 食物繊維

食物繊維は体内の食品添加物やがんの原因となる有害物質を体外に排出するお手伝いをしてくれます。

② フィチン

フィチンは体内に入るとフィチン酸になって、がん細胞の増殖を抑えます。

動物実験では、フィチンはたくさんのがんに腫瘍抑制効果のあることが証明されています。特に大腸がんには効果が高く、人の臨床実験でも確認されています。

③　Rice Bran A（RBA、Rice Bran とは米ぬかのことです）

RBA は免疫細胞を刺激し、免疫系統を活性化させて、がんを縮小させる働きをします。きのこに含まれるβ―グルカンと同じ強い抗がん性があり、マウスの移植がんの実験でも70％の成長を阻止することができました。

④　Rice Bran F（RBF）

RBF はがん細胞の増殖に必要なエネルギーの供給をストップさせて、結果としてがん細胞を死に至らしめます。がん細胞は死滅させるものの、それ以外の細胞は健康な状態に維持します。

＊RBA と RBF の抗がん性を最初に発見したのは、琉球大学の伊藤悦男教授です。RBA と RBF はともにがん成長阻止率60～70％という非常に高い抗がん性を持っています。

手術、抗がん剤、放射線のがんの三大療法やそれ以外の代替療法を行うにしても、日常生活のなかで併行して玄米食を行うことはできます。玄米食を基本にがんを乗り越えたという方たちはたくさんいますが、玄米食が治療に悪影響を及ぼしたという報告はありません。

参考文献
「20 代の大腸がん闘病記、幸せを考える」新里悟ブログより
『がん患者は玄米を食べなさい』伊藤悦男（現代書林 2009 年）
『給食で死ぬ』大塚貢、西村修共著（コスモ 21 2012 年）

プロレスラーだった西村修さんは、現役時代に「後腹膜腫瘍」というがんになりました。西村さんは玄米菜食を基本に代替療法を実践してがんを克服したばかりか、プロレスラーとして心配された体力も現役時代を上回り、持病の扁桃腺炎も出なくなったということです。

栄養素を引き出す玄米のおいしい炊き方

玄米が消化に悪い、というのにはそれなりの理由があります。玄米は土中から芽を出して、やがて稲穂に成長する種です。草花の種と同じように、鳥や動物たちに食べられて、フンと一緒に排出されて適度な環境のところで芽を出します。

この種がお腹の中で消化されてしまったら、子孫を残すことはできません。そのために、いのちを宿す玄米は胃で消化されることのないように、堅い殻で包まれているのです。

最近の炊飯器には、玄米の炊ける機能がついていますが、それでも胚芽の堅い殻から大切な栄養を十分に取り出すことはできません。炊き方にはちょっとしたテクニックがいります。

① 玄米は洗った後、夏は2日、冬は3日ほど水に浸けて「発芽玄米」に近い状態にします。水は日に1、2度替えます。

発芽玄米は栄養価が高く、自宅でも手軽につくれます。発芽玄米にこだわらなければ、この手順を省略します。

② ザルで玄米の水をきり、そのままフライパンに移して強火で乾煎りします。

乾煎りは胚芽部分の堅い殻を軟化させます。

香ばしいにおいがしてきたら火を止めます。このとき焦げ付かせないよう注意します。

③ フライパンに水を加えます。

水は沸騰状態になり、乾煎りした玄米はいっきに水を吸収します。

④ 水を加えた玄米をそのまま炊飯器に移します。水はお好みですが、玄米3合なら3合分の水を基準に炊きます。

コースは「白米」でもいいですが、「玄米」だとより柔らかくなります。

参考文献
『がん患者は玄米を食べなさい』伊藤悦男（現代書林 2009年）
『玄米食のすすめ』櫻木建古（風媒社 1974年）

ほのかにおこげの香りがする、お年寄りにも食べやすくて胃にやさしい玄米ご飯ができあがります。もちろん、胚芽の濃縮された栄養も腸で十分に吸収されます。

「おかゆ」は消化に悪い

「おかゆ」は風邪などで胃腸の調子が悪いとき、飲みすぎの翌朝などには口あたりがよく、おいしくいただけます。ところが、このお腹にやさしい「おかゆ」も食べ方によっては、胃もたれの原因になりかねません。

食事のときに、よく噛むことで食物と唾液が混ざりあって胃の中に落ちていきます。この唾液と食物が混ざり合うことで、胃での食物の分解・消化吸収がしやすくなります。唾液にはでん粉やグリコーゲンを分解するアミラーゼという消化酵素が入っているからです。

ところが、柔らかい食べ物に慣れた現代人は、あまり噛まずに飲み込む癖があります。お茶漬けやカレーライスなどほとんど噛まずに飲み込んでいます。「おかゆ」は

参考文献　『病気にならない生き方』新谷弘実（サンマーク出版 2005 年）

とくに柔らかいので、まったく噛まずに飲み込んでしまいます。これが胃もたれの原因になります。消化酵素が混じっていないので、胃で消化吸収されにくいからです。「おかゆ」といえども、しっかり噛んで胃もたれにならないよう気をつけましょう。

腹八分で長寿遺伝子を働かせることがアンチエイジング

大昔の狩猟時代、何十万年もの間、人類は飢我との闘いでした。人類や動物たちのからだは空腹であることを前提につくられていました。

空腹のときに働く遺伝子、これを「サーチュイン遺伝子」といいます。この遺伝子が空腹による命の危機を感じて動き出すと、体中の細胞がその指令を受けて、生きるために死に物狂いで活性化します。その結果、健康を回復して、病気の発症を抑えて若さが保たれるのです。

米ウィスコンシン大学では、飽食のサルと30%カロリー制限のサルを20年にわたって比較研究してきました。その結果、飽食サルは体毛が抜け身体にもシワが多いのに対して、30％カットのサルは、体毛がフサフサで、若々しさに溢れているという差が出ました。この差は「サーチュイン遺伝子」が働いたことによるものです。この「サーチュイン遺伝子」は、空腹にならないとスイッチがONになりません。つまり、わたしたちが小食で空腹感を感じていなければ働かない仕組みになっているのです。

日本は昔一日二食でした。それが江戸時代中期頃、ローソクを使った照明器具の普及で夜でも働くようになって、一日三食になったといわれています。今の私たちは一日三食以上に食べることで、空腹のときに働く「サーチュイン遺伝子」を眠らせるようになってしまいました。日常の飽食は高血圧や動脈硬化、糖尿病などを発症させ、今では子どもたちにまで肥満、生活習慣病が増えています。

現代では食べすぎや栄養バランスが悪くて病気になる人がいても、カロリー不足が原因で病気になる人はほとんどいません。一生懸命に働いて体を動かしていた昔でも「腹八分」といわれていました。からだを動かさなくなった現代は「腹六分」で十分だそうです。

ところで極端な小食やダイエット食が話題になることがありますが、人それぞれの生活環境や体質があります。すべての人に当てはまるわけではありません。それが原

参考文献
『万病を治す冷えとり健康法』進藤義晴（農文協 1988年）
『日本の真相』船瀬俊介（SEIKOSYOBO 2013年）

因で病気になったり、精神症状が出てきたりすることもあるので注意が必要です。

「断食」は自分の生活習慣、考え方と深く向き合う場

スマートになりたい、美しくなりたい……。女性の願望はいつの時代でも同じです。そんななかで最近「断食施設」が話題になっています。

断食施設には、水のみという厳格な断食から、プチ断食しながら生活改善を勉強するもの、ヨガや気功をしながら、こころとからだのリフレッシュをめざすものなど、様々な施設があります。

「空腹健康法」が健康の維持、増進にあるのに対して、「断食」は難病や慢性病の回復に主眼が置かれています。

「小食とニンジンジュース」をすすめる石原結實医師が設立したサナトリウムでは、からだに欠けている栄養素を補いながら断食する「プチ断食」を行っています。毎食ニンジン３本とリンゴ１個のジュースです。断食した人は真っ黒な宿便、吹き出物、

目やになどの排泄現象のオンパレードになるそうです。断食は長年からだに溜めてきた毒素や老廃物を排出することで血液を浄化します。

断食による空腹感は感覚を鋭敏にさせます。これまで閉ざされていた視覚、聴覚、嗅覚などの五感が、生き延びるために活発になるのです。前の章でお話した「サーチュイン遺伝子」が目覚め、疲れた細胞や臓器を生き返らせてくれます。

病気の原因には日ごろの生活習慣が大きく関係しています。ライフスタイルの改善と価値観が変わらない限り、断食して元気になっても元に戻ってしまいます。

断食はたんに病気を治してからだを改善させるだけでなく、自分のからだや生活習慣、考え方と深く向き合うことが大切です。断食はからだの改善というよりも、むしろ意識や価値観の改善と捉えたほうがいいのかもしれません。

参考文献
『体を温めると病気は必ず治る』石原結實（三笠書房 2003 年）
『万病を治す冷えとり健康法』進藤義晴（農文協 1988 年）

Ⅲ　血流が悪化すると、栄養が全身に行きわたらなくなる

疲労回復に大敵、深夜の食事

朝目覚めが悪い、疲れが取れないのは年のせいかな？　ついそう思ってしまいます。疲れがなかなか取れない原因はいくつかあります。ストレス、睡眠不足、食事のアンバランス等々。ほかにもう一つ「深夜の食事」があります。

夜は身体の再生タイムです。身体に溜まった疲労物質を取り去って、栄養補給するために、血液が全身を巡って大奮闘してくれている時間です。ところが、この大切な時間に食事を摂ると、多くの血液が食べた食事の消化吸収にとられてしまい、全身を再生するための血液が少なくなってしまいます。疲労回復作業が手薄になり、どうしても疲れが残ってしまうのです。

参考文献　『病気にならない生き方』新谷弘実（サンマーク出版 2005 年）

深夜に食事を摂ると、朝になっても疲れが取れず、食欲もわいてきません。寝る2時間前には食事を摂らないように、といわれる理由はここにあります。寝る前に食事を摂ると、インシュリンが大量に分泌されて、炭水化物もたんぱく質も脂肪に変えてしまうため、栄養が脂肪として蓄えられる割合も高くなってしまいます。

疲れたなと思ったら食事は翌朝に回して、食べずにお風呂に入ってそのまま寝ることをおすすめします。

からだがだるくなる原因は血流の悪化

天気によって、からだがだるかったり重く感じたりすることがあります。また長時間冷房された部屋にいると、からだがだるくなってきます。からだがだるく感じる原因は、ほとんどが血流の悪化です。血液の流れが悪くなると、血液中の酸素やエネルギーが全身に回らなくなります。また活動したときにできる乳酸などの疲労物質が体外に排出されません。このことがからだをだるくさせる原因です。

血流の悪化にはいろいろな原因があります。糖尿病や低血圧の病気からなることもあります。いちばん多いのが普段の生活習慣です。たとえば、同じ姿勢で長い間、いすに座ったままでいると脚がだるくなってきます。これは足先の血液が、心臓まで戻ってくるのに重力に逆らって垂直に上ってこなければならず、どうしても足に血液が滞ってむくんでくるからです。

こんなとき、机に脚を投げ出して足を高く持ち上げたり、正座で筋肉を圧迫したりするとむくみとだるさがとれてきます。低気圧が近づいて雨が降る頃になるとからだの調子が悪くなる人がいます。これも気圧が下がり、からだの全表面への空気の圧力が減って血流が悪くなるからです。

からだがだるく感じたときの解消法には、運動と入浴が一番です。

特にうっすらと汗をかくくらいのウォーキングは足からの血流をよくして効果的です。入浴は保温と水圧で血流を促進します。手っ取り早くビタミン剤を飲むという人もいますが、やはり自己努力が大切です。

「からだのだるさは、血流の悪化」と頭の片隅に入れておいてください。

運動と労働の違い

「運動をしてください」と言うと、「肉体労働していますから大丈夫です」と言う人がいます。でも肉体を動かすことでは同じですが、その内容にはかなり違いがあります。

まず肉体的な面。

確かに重い物を持ち上げたりあちこち歩いたりの仕事は、筋力トレーニングになります。歩けば消費カロリーも大きくなります。しかし、労働はほとんどが決められた動きです。使う筋肉もだいたい偏っています。仕事が終わった後には「疲労感」が残ります。

次に精神的な面。

労働は自由を拘束されています。なかには生き生きと仕事をする人もいるでしょうが、多くの人は遊んでいたほうがいいと思っているはずです。楽しいはずのスポーツも仕事として生計を立てると考えると、楽しさは半減します。スポーツは遊びだからこそ楽しいので、遊びの素晴らしさは自由で拘束がないことにあります。

「運動」は意識するしないに拘わらず、身体全体の筋肉をまんべんなく使います。

運動をした後には全身に心地よい「爽快感」があります。ゴルフをスポーツと思っている人がいますが、今ではグラウンドに出てもカートに乗って歩かなくなりました。こうなると精神的にはともかく肉体的にみれば、同じ筋肉だけを使うゴルフは労働に近いのかもしれません。

「皮下脂肪」と「内臓脂肪」の違い

歳を重ねるとともにお腹周りに増える脂肪。「メタボ」という言葉を耳にするようになってからやたら気になります。からだの脂肪は「体脂肪」と呼ばれ、「皮下脂肪」と「内臓脂肪」とに分けられます。適度な体脂肪はエネルギーを貯蔵して健康を維持するうえで大切なものです。転倒したときは、からだへの衝撃をやわらげてくれます。

皮下脂肪は皮膚の下にあって、つかむことできますが、内臓脂肪は内臓の周りにある腸間膜という組織に蓄積されるので触ることができません。

男性は、筋肉を動かすときに迅速にエネルギーを取り出しやすい内臓脂肪が多いのに対して、女性は妊娠や出産に備えて、からだを保護して長期的にエネルギーを備蓄する皮下脂肪が多くなっています。からだを動かすときは内臓脂肪から消費するので内臓脂肪は減らすことが比較的簡単ですが、皮下脂肪は一度溜まるとなかなか減っていきません。

内臓脂肪は糖尿病、高血圧症、動脈硬化などの生活習慣病の危険性が高まることが指摘されている上に、外見からはわかりにくいので、定期的な検査が必要です。内臓脂肪を落とすのに有効な運動は、ウォーキングなどの有酸素運動です。運動を継続することで、わりと簡単に落とすことができます。

一方皮下脂肪は運動に加えて適度な食事制限の努力が要るのでなかなか大変です。

安易な解熱剤、咳止めの服用は風邪を長引かせる

「風邪かなと思ったら、すぐ○○○○！」「くしゃみ3回○○3錠」というコマーシャルがありました。早く治したいと思って、微熱でも解熱剤を飲んでしまう人も少なから

ずいます。でも、「熱を下げる」ことは、からだにとってあまりいいことではありません。

発熱は、菌に対抗する白血球を活発にしようとする身体の防御反応の一つです。熱を出すことで白血球が元気になり、一生懸命ウィルスや細菌を退治しようとしてくれます。病気になったときのある程度までの体温上昇はよいことで、安易な解熱剤の使用はかえって抵抗力を弱め、いたずらに風邪を長引かせてしまいます。

風邪薬は症状を抑えるもので、風邪を治すものではありません。抗生物質を処方されることがありますが、抗生物質は細菌にしか効果がなく、ウィルス性の風邪には効果がありません。それどころか、からだの免疫力を低下させて、風邪を治りにくくすることがわかっています。

最近は咳、くしゃみ、鼻水など症状別に様々な風邪薬が出ていますが、これらの症状は、体内の毒素を排出しようとして自然治癒力が働いた結果の症状です。発熱、鼻水、咳きなどは、むしろどんどん出したほうが早く治ります。症状を抑えることで逆に長引かせてしまうことになりかねません。風邪薬を飲みながら「風邪がいつまでも治らない！」と悩んでいる人は、自分で治らない原因をつくっているともいえます。

風邪薬には吐き気、嘔吐、食欲不振などの副作用があって、いつまでも飲み続ける

参考文献
『アレルギーの９割は腸で治る！』藤田紘一郎（だいわ文庫 2011 年）
『医学不要論』内海聡（三五館 2013 年）
『はぐれ医者の万病講座』小田慶一（風琳堂 1990 年）

と新たな症状を引き起こしかねません。また栄養をつけようとムリして食べると、食事の消化吸収に血液が動員されて、回復への力がそがれてしまいます。食事は脱水に気をつけて食欲のある範囲内で栄養価の高いものを食べるようにします。

（注）このテーマは健康な方が前提で、高齢者や小さなお子さん、持病のある方は該当しません。

風邪のひき始めはお風呂でからだを温める

「風邪をひいたら風呂に入るな」とは、ずっといわれてきたことです。でも今は、風邪のひき始めはお風呂に入ってからだを温めたほうがよいとされています。30年ほど前までは、自分の家にお風呂のある人が少なく、多くの人が銭湯を利用していました。風邪をひいた人が銭湯で温まっても、帰り道ですっかり湯冷めをしてしまい風邪をこじらせてしまいます。それで「風邪をひいたらお風呂に入るな」といわれていました。今ではほとんどの家庭にお風呂があり、帰り道で湯冷めをすることはなくなりました。

風邪のひき始めでからだがぞくぞくっとしたときは、からだは「風邪気味だ。寒いから温めてほしいよ」という救援信号を出しているのです。寒気でからだが震えるのは、筋肉が震えることで熱を出してからだを温めようとしているからです。こんなとき、確実にからだを温める方法はお風呂に入ることです。熱すぎない気持ちよい温度でからだの芯までしっかりと温まります。できれば半身浴で20分は湯船に入っていたいものです。同時に温かい生姜湯などで、からだの中からも温めてすぐに布団に入ります。

ちなみに高熱が出たときに額を冷やしますが、熱を下げる目的なら額よりも首筋や鼠径部のほうが効果的です。首筋や鼠径部には太い動脈が通っているので、脈拍の感じられる部分を不快にならない程度に冷やすことで、からだ全体が冷やされます。

（注）このテーマは健康な方が前提で、高齢者や小さなお子さん、持病のある方は該当しません。

入浴はお金も努力も要らない最高の健康法

最近、お風呂に入らずシャワーだけですます人が増えてきています。夏に限らず冬でもシャワーだけという人もいます。このような人には自律神経失調、不眠、冷えなどの症状が多く見られます。体が冷えて36℃以下の低体温になると、根気がなくなりイライラするようになります。自然治癒力が下がって病気に対する抵抗力も落ちてきます。

入浴は「からだを清潔に保つため」と思っている人が多いのですが、実は健康を維持する最高の生活習慣なのです。30分の入浴は30分多く寝るよりも、はるかに疲れを取ってくれます。入浴はお金も努力も要らない誰でもできる公平平等な健康法です。

入浴のすばらしい効能です。

1　温熱による血行促進

血流がよくなると、からだ全体への酸素や栄養補給がよくなります。疲労物質の乳酸や二酸化炭素が排泄されて疲労回復、病気予防につながります。

2　肌に潤いをもたらす

温かいお湯は皮膚表面の汚れやばい菌を洗い流してくれます。汗腺から汗と一緒に分泌される皮脂が皮脂膜をつくって、しっとりとした肌をつくってくれます。

3　ストレス解消

ぬるめの38～41℃のお湯は心身をリラックスさせる副交感神経を刺激するので、長め（20～30分）に入ります。気持ちよく眠りに就くことができて、寝ている間の胃腸の回復も促します。

4　水圧の引き締め効果

水圧はからだ全体の皮膚表面に圧力をかけて、血管やリンパ管を圧迫、血流をよくして新陳代謝を活発にさせます。腎臓の血流もよくなるので、排尿量が増えてむくみや冷えの改善になります。

5　免疫力が高くなる

血流の促進、温熱効果、リラックス効果は白血球の活動を活発にして免疫力を高めます。さまざまな病気の予防や治癒に力を発揮します。

6　血液をサラサラにする

お風呂の温熱効果は、血栓を分解するプラスミンという酵素を増やします。ゆったりした入り方をすることで、脳梗塞や心筋梗塞にかかりにくくなります。

7　仕事前は熱めのお風呂に入る

42℃以上の熱いお湯は交感神経を刺激し、気持ちを引き締めてからだを戦闘

参考文献
『体を温めると病気は必ず治る』石原結實（三笠書房 2003 年）
『万病を治す冷えとり健康法』進藤義晴（農文協 1988 年）

モードにします。血圧が上昇して脈拍も活発になります。朝の出勤前にお風呂に入る人は、熱めのお風呂に短時間入るのがいいでしょう。

効果的にからだを温める「半身浴」の具体的な方法

人間は立って歩くので上半身に比べて下半身が冷えています。下半身を集中的に温めることで、腎臓を温めて腰から下の血流をよくして排尿を促します。特に下半身のむくみや痛みの改善に効果があります。半身浴はみぞおちから下だけをお湯につけるので、心臓や肺の悪い人にはおすすめの入浴法です。

効果的にからだを温める「半身浴」の具体的な方法です。

① 入浴前に水分補給をします。
② 湯船に入って、肩までお湯に浸かって温まります。
③ 洗い場で体を洗います。
④ 再びお湯に浸かります。半身浴開始です。ポイントは腕をお湯の外に出して、

参考文献
『万病を治す冷えとり健康法』進藤義晴（農文協 1988 年）
『万病に効く半身浴』（マキノ出版 1989 年）
NHK「きょうの健康」1997 年 1 月号

熱が腕から逃げるようにすることです。肩までお湯につかると、熱が頭に上ってのぼせることがあります。

⑤ 適温は季節によって変わりますが、熱からずぬるからず、リラックスできる気持ちのよい温度が大切です。熱いお湯ではからだの表面だけが熱くなって、芯部まで温まりません。弱火で時間をかけてつくる「たまご焼き」と同じ要領です。

⑥ 時間は目標20分。寒く感じたら肩にタオルをかけたり、全身お湯につかったりしてもかまいません。

半身浴はからだが芯まで温まって、お風呂から出た後もいつまでもポカポカしています。その日から夜のトイレの回数が減る人もいます。特に低体温、冷え症の方にはおすすめです。

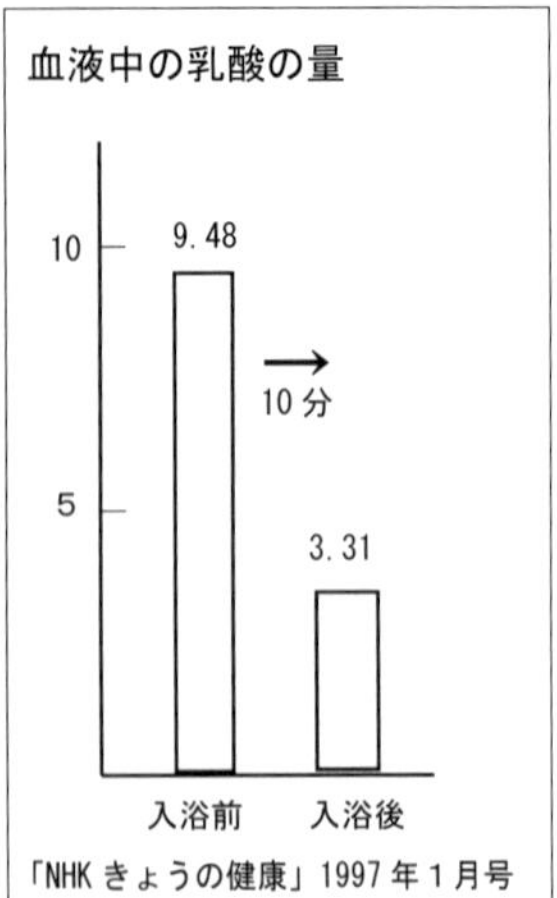

「NHKきょうの健康」1997年1月号

半身浴の方法

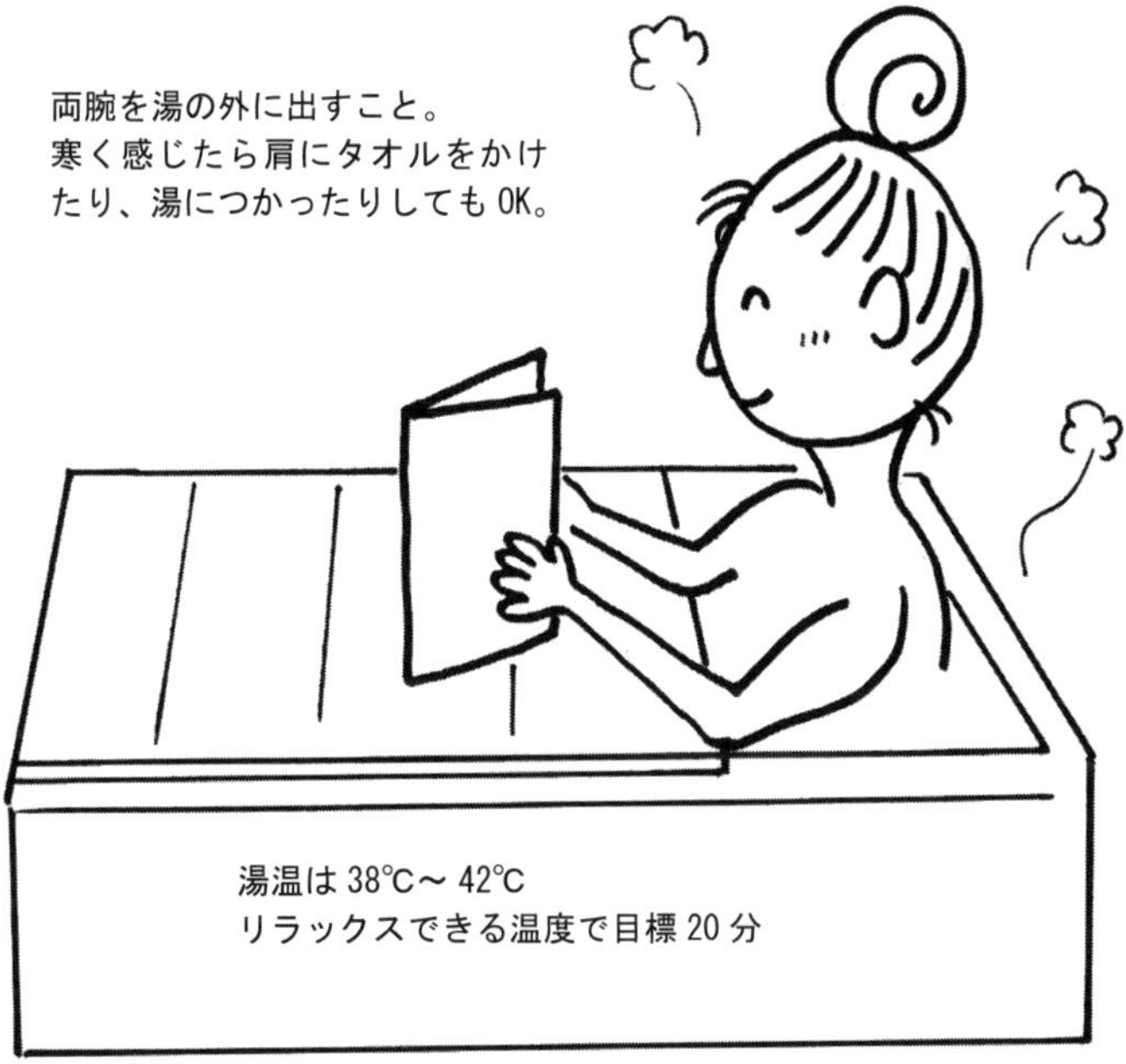
両腕を湯の外に出すこと。
寒く感じたら肩にタオルをかけたり、湯につかったりしても OK。
湯温は 38℃～ 42℃
リラックスできる温度で目標 20 分

マフラーは寒さからからだを守る最高の衣類

あるテレビ番組で、からだのどこを温めたら全身が最も温まるかという実験をしていました。実験された衣類は、マフラー、腹巻、厚手の靴下の三つです。

それぞれを着用して、サーモグラフィーで体表面の熱分布を測定したところ、マフラーがいちばん全身を温めることがわかりました。

首は頚動脈のほか、脳と全身をつなぐ全神経が走っているため、からだの中でも特に敏感なところです。そのため、首に冷気があたると即座に全身の汗腺が閉じて防御体制に入ります。筋肉は硬直して血流が悪くなり、血圧も高くなります。首が温かいと、手足が冷気に触れても末端の血流が悪くなるだけで、全身の血流は悪くなりません。

また、首は体重の10％もある頭を支えているため、常に筋肉が緊張しています。首が冷えてさらに血流が悪くなって、肩が凝らないようにするためにもマフラーなどで首を温めることが大切です。

マフラーは冷気の進入を防ぐばかりか、体温で温まった空気を逃がさない働きもします。夜寝るときに着用すると、夜間のトイレの回数を減らします。

冷湿布を貼り続けると、血流が抑えられて痛みが慢性化しやすい

打撲や捻挫、ときには何かの原因でからだに炎症が起こると、患部が腫れて痛みが出てきます。患部が腫れてくるのは、傷害を受けた患部を治そうとたくさんの白血球が集まってくるためです。これは傷害に対する生体反応の一つで自然治癒力が働いているからです。痛みを感じるのは、傷害を受けたところから神経を刺激する「痛みの物質」が生産されるためですが、患部が腫れたことで周囲の神経が圧迫されて痛みを引き起こすことも原因のひとつです。

病院でもらってくる冷湿布は、腫れて痛いときには気持ちいいものですが、この薬には血管を狭めて血流を悪くさせる薬剤が入っています。血流を悪くさせるわけですから、当然患部は冷えて腫れは治まってきます。湿布薬には鎮痛剤が入っているので痛みも鎮まります。

しかし、冷やすことで血流を抑えているので、同時に組織の修復自体も抑えてしまいます。患部が腫れて熱を持つのは、自然治癒力が働いているあかしで、多少の痛みならそのままにしていたほうが早く治ります。

冷湿布を貼るときは、必要以上に大きく貼らずに患部に合わせた範囲に貼ります。広い範囲に貼ると健康な場所も冷やしてしまい、回復を遅らせるからです。湿布を張る期間は発熱による痛みがある間までで、その後はお風呂やサポーターなどで温めて血液の流れをよくしてやります。

冷湿布は急性期を過ぎていつまでも使い続けると、血流が抑えられている分、かえって治りが悪くなってしまいます。冷湿布には鎮痛剤も含まれているので、皮膚から薬が吸収されて全身に回り、自然治癒力が衰えて慢性化してしまいます。

温めたほうがよいか？　冷やしたほうがよいか？　悩んだときはからだに聞きます。冷やして気持ちのよいときは冷やす。温めて気持ちのよいときは温める。よくわからないときは温める。からだがすべて教えてくれます。

参考文献
『痛みをやわらげる科学』下地恒毅（ソフトバンククリエイティブ 2011 年）
『９割の病気は自分で治せる』岡本裕（中経の文庫 2009 年）

傷口は水で洗ってラップで覆うだけ。あとは自然治癒力にゆだねる

切り傷、擦り傷は先ず患部を消毒してその後に軟膏などを塗って、ガーゼを当てて包帯を巻く。これが家庭の常識でした。ところが今は、消毒をしてはいけないと、これまでと正反対の処置が行われています。

負傷すると、自然治癒力が働いて傷の修復作業が始まります。

傷口の修復作業工程です。

①　傷口からの出血を抑えようと、血小板が集まってきて血を止める。

②　ばい菌を除去するために白血球が集まってくる。

③　傷口はジュクジュクした透明な浸出液で覆われる。

実はこの浸出液には殺菌だけでなく細胞を培養する働きもあって、傷口をふさいでくれます。患部がジュクジュクしていると膿《うみ》と思ってつい拭き取ってしまいがちですが、この滲出液は皮膚を再生させる大切な液なのです。

消毒液はバイキンを殺すと同時に、皮膚を再生する白血球や培養液まで殺してしまうので、逆に傷の治りを妨げます。このようなことから傷口は水で洗い流すだけで消

毒しない、乾燥させないという治療法に変わってきたのです。

傷口にガーゼを当てると、大切な浸出液を吸い取ってしまい、さらには取り外すときに、せっかくできかかった新しい皮膚を破壊してしまいます。流水で洗った後の傷口は、ラップ等の水を通さないフィルムを当てて周りをテープで留めます。傷口が大きいときは、多少隙間を残して余分な滲出液が外に流れ出るようにします。その上からガーゼを当てて、包帯をします。軽い火傷のときにできる水泡も同じように破りません。ただし、清潔を保つために症状に応じて一日数回貼りかえることも大切です。

もちろん、症状がひどいときは、自己判断せずにお医者さんに診てもらいます。

降圧剤で血圧が下がると、血流が悪くなって自然治癒力が衰える

血圧とは、血液をからだの末端にまで運ぶときの血管内の圧力のことをいいます。からだの隅々にまで張り巡らされた血管をつないだ長さは、なんと10万キロメートル、地球2周半にもなるといいます。それをたった1分で一巡してしまうのです。しかも

いちばん末端にある毛細血管は赤血球よりも細いので、赤血球はかたちを細く変形させて通り抜けるのです。

ところで、この血管に血液の流れを阻害する障害物（肥満による血管圧迫、血管壁のコレステロールなど）があったとき、それを押しのけてでも通らなければ、血液は末端まで届きません。でなければ末端の細胞は死んでしまいます。そこで細胞を守るために、障害物を押しのける強い圧力で血液を送り届けることが必要になってきます。生体を常に安定した状態に保とうとする人体のバランス維持機能が働くのです。これが高血圧になる原因です。

高血圧になると降圧剤が処方されますが、血液を押し出す圧力が下がると血流が悪くなって、全身に血液が巡りにくくなってきます。その結果、特に高齢者では元気がなくなった、頭がぼうっとする、集中力がなくなるなどの認知症状も見られるようになります。高齢者でなくとも、血流が悪くなれば当然「自然治癒力」が衰えてきます。

降圧剤は強制的に血圧を下げることはできても、残念ながら高血圧を治すことはできません。治療は日常生活のなかで、運動と食生活の見直しなどを行っていくより方法がありません。

参考文献
『間違いだらけの診断基準』大櫛陽一（太田出版 2006 刊）
『メタボの罠』大櫛陽一（角川 SSC 新書 2007 年）
『９割の病気は自分で治せる』岡本裕（中経の文庫 2009 年）

高血圧治療の場合、「自然治癒力」を落としてまで降圧剤を使う状況に迫られているのかどうかという判断が必要です。「念のために」という安易な処方は避けなければなりません。降圧剤に限らず、今さまざまな薬の処方が生活改善のアドバイスもなく漫然とされていることに、一抹の不安を感じます。

抗がん剤の認定基準は「ガンが半分に縮んだ状態が4週間続いて、10人中2人に効果があること」

がん治療をする場合、大きく分けて3つの治療法があります。手術、放射線治療、抗がん剤治療です。がんが早期に見つかったとき、外科手術や内視鏡で腫瘍を切除します。小さながんであればピンポイントの放射線療法で治療します。がん治療で抗がん剤が使われるのは、局所の手術治療ではがんを取り除くことができず、他の臓器への転移が考えられる場合です。

お医者さんが最後に「これしかない」とすすめる抗がん剤に、患者はいちるの望みを託しますが、抗がん剤は他の薬剤よりも極端に甘い基準で認可されています。国が抗がん剤を認可する基準は「有効率20％」です。10人中2人の人に効果が認められれば抗がん剤として認可されます。さらに有効とされる判断基準は、「ガンの大きさが半分に縮んだ状態が、4週間続くこと」です。抗がん剤の投与後がんが増殖しても、抗がん剤は有効とみなされることになります。

抗がん剤が著効ありとされるがんは、急性白血病、悪性リンパ腫、咽頭がんなどですが、それでもがんの消失率は約半分です。乳がん、卵巣がんなどへの抗がん剤の投与は、病気の進行を遅らせることができる程度で、これらは手術が主になります。がんのなかで最も頻度が高い胃がん、大腸がん、肺がんなどは、抗がん剤による有効率は極めて低く、がんの消失率は期待できないといいます。腎臓がん、すい臓がん、肝臓がんに至っては効果なしと考えられています。

がん患者の死亡に関して、その原因が特定されたデータがありません。一般にはがんに罹って死んだのなら、がんが死亡原因だと解釈されてしまいます。ところが実際には抗がん剤の副作用で亡くなった方が多くいます。素人目に日々衰弱して目もうつろになっていく姿を見て、「がんに侵されているから仕方がない」と思ってしまいま

参考文献
『いのちのガイドブック』船瀬俊介（キラジェンヌ 2015年）
『がん 生と死の謎に挑む』立花隆（文春文庫 2003年）
『すべては、あなたが治るため』川竹文夫（NPO法人ガンの患者学研究所 2009年）

すが、半数以上の患者は副作用で体力を奪われて死に至っています。抗がん剤で延命が期待されるというと、元気な状態がより長く続くと思いがちですが、副作用で苦しむ期間が長くなるだけならむごい話です。「体質によって抗がん剤の反応は違う」という人もいますが、抗がん剤はそんな甘いものではありません。

抗がん剤を使用する場合には，延命効果よりも副作用の程度、どのくらい元気になれるのかを事前に相談することが大切です。

抗がん剤は呼吸と栄養吸収という最も大切な機能を侵す

がんの特徴は、異常ながん細胞の急激な増殖です。しかも、がん細胞は血液やリンパに乗って全身に広がる可能性もあります。がん細胞だけに絞って増殖を抑えることは難しいので、全身への細胞の増殖を抑えなければなりません。そのためがん細胞の増殖を抑える抗がん剤治療は、全身治療にならざるを得ません。抗がん剤の副作用が全身に及ぶ理由はここにあります。

細胞の増殖を抑える抗がん剤は、新陳代謝の盛んな細胞にまっ先に影響します。毛髪が抜け落ちるのは毛根の細胞分裂が激しいからです。皮膚につやがなくなりボロボロになってひび割れを起こすのも、皮膚の新陳代謝が抑えられるからです。実はこのような症状が体の表面だけでなくすべての臓器にも及びます。

食欲不振で気持ちが悪くなって嘔吐するのは、新陳代謝が激しい胃腸などの消化器の粘膜部分の細胞がやられるからです。さらには生命活動に必須の腸内細菌や酵素をも抹消してしまいます。

抗がん剤は呼吸と栄養吸収というからだにとって最も大切な機能を抑制、停止させるのです。

抗がん剤は造血細胞のある骨髄も侵します。白血球がなくなると免疫機能が働かず、病原菌に感染しやすくなります。赤血球が減るとからだは酸素不足になります。血をつくることができなくなったら私たちは生きていくことができません。

抗がん剤は細胞分裂というからだの自然な働きを押さえ込むので、いろいろな副作用が現れます。がんは腫瘍ができた局所を襲います。しかし、抗がん剤は人間の命の基幹部分をいっせいに襲います。ここに抗がん剤の副作用の恐さがあるのです。

参考文献
『がん 生と死の謎に挑む』立花隆（文春文庫 2003 年）
『患者よ、がんと闘うな』近藤誠（文春文庫 2000 年）
『がんと握手』内藤康弘（文芸社 1999 年）

大御所の先生の言葉
「抗ガン剤で治るガンなんて、実際にはありゃせんのですよ」

抗がん剤にはとても強い副作用があります。抗がん剤はがん細胞を死滅させる一方で、消化管の粘膜や骨髄、毛根部などの正常な細胞にも作用するためです。

抗がん剤の効果はほんの数％しかなく、岡山大学医学部付属病院のデータでは、がん患者の８割が、がんではなく抗がん剤の副作用で死亡していました。その死亡原因は、肺炎、インフルエンザ、院内感染、カンジダ症などの感染症でした。抗がん剤で免疫力が落ちた患者は、がんそのものではなくがん治療によって死亡していることがわかりました。

抗がん剤の効果については、ジャーナリストの立花隆さんが医学会の大御所の先生との会話を次のように書いています。

「結局、抗ガン剤で治るガンなんて、実際にはありゃせんのですよ」と、議論をまとめるように大御所の先生が言うと、みなその通りという表情でうなずきました。

僕はそれまで、効く抗ガン剤が少しはあるだろうと思っていたので、「えー、そうなんですか？　それじゃ『患者よ、がんと闘うな』で近藤誠さんが言っていたことが正しかったという事になるじゃありませんか」と言いました。

すると、大御所の先生があっさり、「そうですよ、そんなことみんな知ってますよ」と言いました。

『がん　生と死の謎に挑む』（文春文庫）より

抗がん剤を使って治療する医者でさえも、「家族には抗がん剤を使わない」と言います。内藤康弘さんは、かつて産婦人科医として多くの患者に抗がん剤を投与してきました。内藤さんは40歳のとき、大腸癌末期で外科手術を受け、その後1か月に及ぶ放射線治療を受けました。吐き気、下痢、ものすごい倦怠感の副作用で地獄の日々を過ごしていたとき、担当医師は抗がん剤治療をすすめました。内藤さんは抗がん剤も放射線もすべて拒絶する道を選んで、病院を脱出したといいます。

参考文献
『医学不要論』内海聡（三五館 2013年）
『がん 生と死の謎に挑む』立花隆（文春文庫 2003年）
『1%の希望 100%の決意』内藤康弘（メタモル出版 1999年）

内藤さんは、著書のなかで、こう述べています。

薬害エイズの罪は、当時の非加熱の血液製剤の危険性を知りながら、医者がこれを投与し続けていたことにある。確実に避けることが出来た危険を看過した罪は大きい。

抗がん剤も薬害エイズと同様にいずれ裁かれる日が来るであろう。たとえ法律で罪科は問われないとしても、人としての倫理の上での罪からは逃れることはできないのだ。

Ⅳ　自然治癒力を上げる生活習慣

睡眠不足は自然治癒力の低下を招く

睡眠不足でなく、完全に眠らないとどうなるか？　ラットを使った動物実験があります。ウトウトとしたときに、刺激を与えて眠らせないようにするのです。

断眠１週間　ラットの動きに大きな変化なし。

２週間　食事量は変化ないのに体重減少。運動量が低下して体温が下る。
　　ストレスで皮膚から毛が抜けて潰瘍が形成される。

断眠３～４週間で敗血症を起こして死亡。

敗血症は血液の中で病原菌が増殖を起こす非常に危険な症状です。ラットは、健康なら何の影響もない体内の常在細菌によって敗血症を引き起こして死にました。断眠したラットは免疫機能に障害を受けて、感染防御ができなかったのです。

人間の不眠記録は１９６４年、17歳のアメリカの高校生によってつくられました。医師立会いのもとで２６４時間（11日間）の不眠記録を樹立したのです。

実験２日目　集中力がなくなり、怒りっぽくなる。体調不良を訴え、記憶に障害がみられるようになった。

４日目　妄想と激しい疲労感を訴える。

７日目　全身震えて、言語障害をおこす。

11日間の断眠実験の後、彼は連続して15時間の眠りにつきました。１週間後には何の後遺症も残さず完全に回復したということです。

睡眠不足が、注意力の著しい低下や冷静な判断力を鈍らせることは誰でも経験しています。睡眠不足が続くと、からだが健康であろうとするメカニズムを狂わせます。自然治癒力の低下です。自律神経のバランスを失調させて体温調節に異常をきたし、内臓の働きを低下させます。免疫機能が働かなくなって、感染症にかかりやすくなります。

しかし、このように重篤な不眠状態でもその後十分に睡眠を摂ることで、やがて完全に回復します。よく〝寝だめをする〟といいますが、不眠が続いた後にたっぷり寝ることで心身の疲れはかなり取れます。

こころとからだの再生にとって、〝睡眠〟に勝るものはありません。

アメリカでの調査で、睡眠時間は7時間前後の人が最も死亡率が低く、それよりも短くても長くても死亡率が高くなるという報告がされています。長い睡眠時間の死亡率が高くなる理由では、体調の回復力が弱いために睡眠時間が長くなるのではないかと推察されます。

睡眠の役割は、体調の回復だけではありません。睡眠中の記憶を調べる実験がありました。睡眠を摂るグループと起きているグループをつくって無意味な単語を記憶させます。しばらくしてから覚えた無意味な単語を思い出すテストをします。その結果睡眠を摂ったグループの方がはるかにたくさん単語を思い出しました。寝ることで記憶が固定、強化されるようです。

寝ている間に大脳が活発に動いている時間帯（レム睡眠）があって、どうやらこのときに脳が記憶や学習に重要な働きをしていることがわかってきました。

参考文献
『快適睡眠のすすめ』堀忠雄（岩波新書 2000年）
『睡眠の科学』櫻井武（講談社 2010年）

「活性酸素」は老化と病気の原因となる

人は年とともに体力が衰えて、白髪や肌のシミ、シワが増え、視力や聴力も悪くなってきます。老化は記憶力も衰えさせ、免疫機能も落ちて病気がちになってきます。ところが同じ年でも若々しい人もいれば、老けて見える人もいます。この違いはどこにあるのでしょうか？　その鍵を握るのが「活性酸素」です。活性酸素こそ生物を老化させる元凶なのです。

生物は酸素を呼吸によって体内に取り込んでエネルギーに変えます。また摂った栄養素を燃やしてエネルギーをつくりだします。このとき強い酸化作用を持つ活性酸素も発生させます。

活性酸素はその酸化作用で体内に侵入した細菌やウィルスを攻撃して退治する働きをします。しかし、必要以上に増えると健康な細胞まで酸化させてしまいます。それが老化の引き金になるのです。鉄が錆びたり、食物が腐敗するのも酸化現象です。

活性酸素は酸化の活性度が高いため、酸化した細胞は連鎖的に周囲の細胞も酸化させていきます。そのため、秘められた損傷能力はかなり大きなものです。活性酸素によって細胞が酸化することで細胞が錆びついて様々な病気を引き起こしていきます。

わたしたちが生きているかぎり、活性酸素の酸化現象を避けて通ることはできません。最近アンチエイジングという言葉がよく使われるようになってきましたが、若さを保つということは、この〝活性酸素から身を守る〟ということなのです。

そのために、わたしたちのからだには細胞に「抗酸化物質」を発生させて活性酸素を無力化、除去する解毒システムがあります。ところが、現代の生活環境や生活習慣、偏った食生活は、活性酸素をより増やす方向にあります。

生活環境では大気汚染、紫外線、電磁波。

生活習慣では睡眠不足、タバコ。激しい運動やストレスも活性酸素を増やします。

食生活では過食、添加物だらけの加工食品。

今では、体内で生産される「抗酸化物質」だけでは追いつかなくなってきています。さらに、体内でつくられる抗酸化物質の量は25歳をピークに減少します。そして、病気の80％に活性酸素が絡んでいるといわれています。

参考文献
『がんと心臓病に勝つ抗酸化健康法』ケネス・H・クーパー（ダイヤモンド社 1996年）
『活性酸素を追え！』大野秀隆（美健ガイド社 2013年）
『糖化を防げば、あなたは一生老化しない』久保明（永岡書店 2012年）

活性酸素から身を守る方法は、

① 活性酸素の発生量を減らす。
激しくない適度な運動が大切です。睡眠をしっかりとってストレスをためない。

② 食生活で体内に抗酸化物質を蓄積する。
体内の抗酸化物質を増やす食生活をする。和食中心にβ―カロチン、ビタミンC・E、ポリフェノール、ミネラルを重点的に摂ります。

食事だけでは補いきれないので、サプリメントなどの補助食品の利用も考えます。

激しい運動は大量の「活性酸素」を発生させてからだの老化を早める

強い精神力とハードな練習で鍛え上げられたアスリートのたくましい肉体は、羨望の的です。ところが、アスリートの健康寿命が一般の人に比べて、短いことを知っていますか？

アスリートたちは試合に勝つために、多少のケガを押して厳しい練習に励んでいます。アスリートは運動能力に優れ、見た目に強そうでも、健康という視点から考えると、むしろ不健康といったほうがよいでしょう。

実はそれだけにとどまらず、運動を行うことで発生する大量の活性酸素が、アスリートたちの体の老化を早めているのです。

酸素は人間になくてはならないものですが、酸化といって鉄をさびさせたり、食物の場合は徐々に色や味を変えて腐敗させたりします。そのため、酸化防止剤を使ったり、真空パッケージにして空気を入れないようにしたりしています。

人間のからだも同じように、激しい運動で酸素を大量に消費することで、老化を早める活性酸素をたくさん生産するのです。適度な運動は健康に大きな効果をもたらしますが、激しい運動はこの活性酸素の害のほうが大きくなってしまいます。

25歳くらいまでの若い間は、細胞内に発生した活性酸素の毒を分解する抗酸化物質が十分つくられるので、きちんと中和することができます。しかし、25歳を過ぎたあたりから、抗酸化物質の生産が止まって活性酸素の弊害が大きくなってきます。60歳、70歳になっても汗を流して運動に励んでいる人もいますが、激しい運動はからだの健

参考文献
『脳内革命』春山茂雄（サンマーク出版 1995年）
『がんと心臓病に勝つ抗酸化健康法』ケネス・H・クーパー（ダイヤモンド社 1996年）
『活性酸素を追え！』大野秀隆（美健ガイド社 2013年）

康という面だけから見ればおすすめできません。

30代になったら、まずストレッチ体操などで筋肉をほぐして体を温めることを優先します。おすすめは早歩きの速歩。速歩は呼吸器、循環器への刺激にもなり、ゆるやかな運動は抗酸化物質を分泌して、からだを若返らせてくれます。

健康目的の運動なら柔軟、ストレッチ体操が一番

健康でいるための大切なポイントは「よい血液がよどみなく流れる」ことです。そのためには〝柔らかいからだをつくること〟〝活性酸素をつくらないこと〟が重要になってきます。

限られた時間内で〝健康によい運動〟をしたいと思ったら、からだを柔らかくする運動を優先して行います。

① 柔軟、ストレッチ体操

健康でいるためには〝いい血液循環〟で自然治癒力を高め、ケガをしないいた

めには〝柔軟なからだ〟でいることが大切です。

若い頃運動でからだを鍛えた人は年とともに筋肉が硬くなり、運動をしなかった人より筋肉がついている分、からだが硬くなりがちです。かつて運動に汗を流した人は、特に念入りにからだをほぐします。からだが柔らかいほどケガせずに健康でいられます。

一日を健康に過ごすには、朝からだをほぐすことが大切です。柔軟なからだは敏捷性を高めてケガから守ってくれます。体操は夜寝る前よりも朝のほうがより効果的です。

② 速足のウォーキング（速歩）

速歩は競歩と同じような歩き方をしますが、腰はあまりひねりません。遠くを見ながら大股で手を振って歩きます。速歩は手を大きく振って歩くので全身の筋肉を使う立派な全身運動です。

ふくらはぎは「第二の心臓」ともいわれて、歩くことで血液の循環を促進して冷え性の予防改善になります。心臓や肺の機能も徐々に強くなって、息切れしにくくなり生活習慣病の予防になります。

ジョギングの消費カロリーが1時間当たり480カロリーなのに対して、速歩は530カロリーというデータがあります。速歩はジョギングに比べて、歩幅が狭く、同じ距離を進むためにより多くのステップを必要とするので、ジョギングよりもカロリー消費量が多いのです。

ジョギングは着地のときの衝撃でかかと、ひざ、股関節を傷めやすく、激しい運動は細胞組織中に活性酸素が形成されて全身の老化を早めます。それに対して軽い運動は、活性酸素の発生を抑えて抗酸化物の分泌を促してくれます。

③　筋肉トレーニング

30代になってからの激しい筋肉トレーニングはおすすめできません。筋肉を傷めることが十分に予想され、活性酸素が増えて細胞組織を老化させるからです。30代を過ぎてからの激しい運動は、健康にとって〝百害あって一利なし〟です。

筋トレは負荷を少なくして回数も5、6回程度に抑えてゆっくり行います。これでも十分に筋肉が鍛えられます。まず行うのは腹筋です。腹筋は上半身、下半身のからだを支えてからだを安定させるだけでなく、内臓の働きをよくします。腹筋が弱いと、年とともに姿勢がどんどん悪くなっていきます。腹筋、背筋、太ももの筋肉など大きな筋肉は、熱を発生させてからだを温めてくれます。からだが冷えると感じる人は、大きな筋肉を鍛えると改善に効果的です。

④　クールダウン（整理体操）

運動をした後は必ず整理体操を行います。筋肉や呼吸の興奮を鎮めて、運動の疲労を回復させることが目的です。運動で硬くなった筋肉をストレッチでほぐして、柔らかい筋肉に戻してやります。この体操をおろそかにすると、筋肉に疲労が残ってからだも硬くなり、せっかくの運動が逆効果になってしまいます。

からだに気持ちいいことは免疫力を高める

からだが気持ちよく感じるときは、こころもリラックスして、全身の緊張が和らぎます。木漏れ日の中での昼寝。大きなお風呂にゆったりつかる温泉。考えただけで、こころもからだも緩んできます。そんなときは筋肉も血管も緩んで、血液がどんどん流れ出します。からだにとってプラスになることは、必ず気持ちよさを伴います。

気持ちよさはからだをリラックスさせるドーパミンやエンドルフィンなどの快楽物質を出します。それが筋肉をほぐして血流のよいからだになり、痛みや不快感を減少させて自然治癒力の盛んな健康なからだをつくります。爽やかな風、お笑い、くしゃみも気持ちいいですね。からだにとって気持ちいいことは何でもプラスになります。

一方、痛みや気持ち悪さや不安感は、その多くがからだにとってマイナスになります。何となくいやな感じ……というのは、こころとからだの奥深い拒絶反応と考えていいでしょう。俗にいう第六感です。インスピレーションからくるものもあれば、からだが教えてくれるものもあります。「何となく……」というのも大事な判断材料です。

ところで、痛みがあって、冷やしたらよいか温めたらよいか迷うときがあります。そんなときは両方を試してみて、気持ちいいほうを選びます。からだに気持ちいいことは免疫力を高めます。

参考文献
『からだと心を癒す30のヒント』樋田和彦(地湧社 2001年)

きれい好きは免疫力を低下させる

最近「抗菌」「除菌」グッズが大流行です。ところがあまりに清潔にこだわりすぎて、からだが無菌状態に慣らされてしまうと、細菌に対する免疫力を失って細菌やウィルスに抵抗できないからだになってしまいます。インドのガンジス川での沐浴は有名ですが、これに日本人が挑戦するとたちまち下痢を起こして高熱を発してしまいます。いかに日本人の抵抗力が落ちているかの好例です。

人間の皮膚には皮膚を守ってくれる、表在ブドウ球菌をはじめとする皮膚常在菌がたくさんいます。皮膚常在菌は皮膚の脂肪を食べて、脂肪酸の膜をつくって皮膚を弱酸性に保ち、肌の保湿に重要な役割を果たしてくれています。この常在菌は外部から体内に進入しようとする病原菌を排除し、ダニ抗原などの異物の進入も抑えてくれます。「抗菌」「除菌」にこだわるあまり、必要以上のスキンケアをしていると界面活性剤と防腐剤の働きで、その大切な常在菌が洗い流され、死滅してしまう恐れがあります。

お風呂に入って石けんでからだを洗うだけで皮膚常在菌の90％が取れてしまうそうです。からだを洗いすぎると、この皮膚常在菌のつくる皮脂膜がはがれ、皮膚を組織

参考文献　『アレルギーの９割は腸で治る！』藤田紘一郎（だいわ文庫 2011 年）

している細胞が荒らされてここから細菌が進入するのです。

若い人なら早く回復しますが、年とともに皮膚常在菌の発育が遅く、時間がかかるようになります。50歳を過ぎたらお風呂に毎日入っても、石けんでからだを洗うのは2、3日に1回くらいがよいでしょう。

「あかすり」も気持ちよいものですが、度を超すとバリヤーとなっている皮脂膜を失って保湿ができなくなります。皮膚が外部からの刺激に弱くなってしまうので要注意です。

また女性はビデの使いすぎにも注意しましょう。女性の膣がきれいなのは、膣内に善玉の乳酸菌がいるからです。この菌が乳酸を産出することで、膣を酸性に保ち雑菌から守ってくれています。ところが、小用の度にビデで洗っていると、乳酸菌が流されて膣は中性になってしまいます。そのため雑菌を増殖させて膣炎になりかねません。

生理ナプキンの普及で生理痛が増えてきた

「経皮毒」という言葉を知っていますか？　日常使われる製品を通じて、皮膚から吸収されて体内に入ってくる有害性のある化学物質のことです。肌にはバリヤーがあって、外部からの細菌や有害物質が体内に侵入するのを防いでくれています。経皮毒はそのバリヤーを破って体内に侵入してくる毒性物質のことをいいます。

使い捨ての生理ナプキンが日本に普及しはじめたのは１９６０年代。簡単便利で清潔というイメージで、若い女性を中心に定着してきました。しかし、この頃から生理痛や子宮内膜症などの女性特有の病気で悩む女性が増えてきました。

生理ナプキンは紙ではなく、そのほとんどが石油系の素材でできています。さらに、ナプキンには血液をゼリー状に固める高分子ポリマーなどの石油系化学物質が多く含まれています。その化学物質は皮膚のバリヤーを破る力を持っているのです。

皮膚の部位によっては、その化学物質をとてもよく吸収するところがあります。それは女性の生殖器で、腕の内側を1とすると42倍もの吸収力です。さらに皮膚から吸収される毒は排毒されにくく、90％は血液に混じって体内に流れていくといわれています。ここで吸収された化学物質は、生理痛などの婦人科疾患を引き起こす危険性があるだけでなく、製造のとき、製品を漂白する過程でダイオキシンを発生するとみられ、発がん性が心配されています。

参考文献
『経皮毒・ナプキン編』真弓定夫監修（美健ガイド社 1911 年）
『ママ、紙おむつヤメテ !!』谷口祐司（文園社 1994 年）

生理ナプキンは通気性が悪く、むれたり、かぶれやすくなります。また生理中の不快な臭いは、生理ナプキンの高分子吸収剤と血液が反応して出る臭いです。

一方「布ナプキン」は通気性がよく温かいので、イヤな臭いやムレ、かゆみもなく、多くの女性の生理痛が軽減されています。布ナプキンは、使用後の処理に手間がかかりますが、生理痛や生殖器疾患で悩んでいる人はぜひお試しください。

布ナプキンはインターネットでも1枚1000円くらいで販売していますが、自分で手軽につくることができます。

紙オムツは99%石油素材

紙おむつは自然で、お尻にやさしいというイメージがあります。しかし、実は紙おむつは紙ではなく、生理ナプキンと同じ99%石油からできている「石油おむつ」なのです。メーカーは〝おしりサラサラ〟をキャッチフレーズにしていますが、サラサラさせる素材は高分子吸収体、別名ポリマーという石油化学製品です。このポリマーは、約

１０００倍の重さの水分を吸収してゼリー状に変化させます。もちろん、このポリマーは生理用ナプキンにも使われています。

紙おむつの問題点はむれる、通気性が悪いということです。おしっこをする前の紙おむつは通気性がよいように思えますが、おしっこを吸ってゼリー状に変化したおむつには通気性はまったくありません。生理用ナプキンは自分で判断していつでも取り替えることができますが、赤ちゃんにはそれができません。

乳児は皮膚が薄く、肌を守る防御機能が発達していない上に、免疫力もあまりありません。そのため皮膚へ刺激物が浸入しやすく、かぶれを起こしやすくなっています。特におしっことうんちが混ざり合った状態だと、微生物が増殖して肌への刺激も強くなります。漏れないおむつは交換の頻度が下がって、長時間おしっことうんちまみれの状態にしてしまいます。漏れない分だけ、尿や便に巣くうばい菌にさらされているのです。

紙おむつの比較テストがありますが、価格や漏れにくさ、処置のしやすさがポイントになっていて、「おむつかぶれ」がテストされていません。「紙おむつは気持ちよいからおむつの取れるのが遅い」という声がありますが、おむつを洗う手間がかからないので、親がおむつを取る練習をしないだけなのではないかと思います。

参考文献
『ママ、紙おむつヤメテ !!』谷口祐司（文園社 1994 年）
『布おむつ＆おむつなし子育て』岸下美樹（主婦の友社 2010 年）
『経皮毒・ナプキン編』真弓定夫監修（美健ガイド社 2011 年）

からだから出るものは老廃物。止めると症状が悪化する

からだから出るものといえば、熱、汗、鼻血、鼻水、咳、痰、発疹などたくさんあります。けがなどの出血を除いて、からだから自然に出てくるものはほとんどが老廃物で、自然治癒力による調整作用の結果です。

たとえば、風邪をひいたときの発熱。これはからだに抵抗力をつけるために熱を出しているのです。アトピー性皮膚炎は、皮膚から黄金色の汁が排泄されますが、これは体内の毒素が出ているのです。発疹は血液に溜まった老廃物の排出、咳はからだに溜まったガス。鼻血のとき、ティッシュを鼻に詰めて仰向けになって止めようとしますが、排出されようと準備されている血は出しきってしまったほうが、新しい血と入れ替わって、からだのためにはいいのです。わたしは鼻血が出なくなるまでティッシュで鼻をかむようすすめています。

出ようとするものを薬などで封じ込めてしまうと、毒素が体内で大暴れして身体に

変調をきたします。

　平成８年大阪堺市で学校給食が原因で、児童ら９５２３人が罹患して３人の児童が亡くなるという事件が起きました。このとき多くの人がひどい下痢を起こしましたが、下痢止めを服用した児童の方が悪化したという報告がされています。下痢は消化器官に溜まった毒性の物を、早く体外に出してしまおうという身体の防衛反応なのです。

　ところで、悲しいとき、悔しいとき、感動したときに思いっきり泣くと、なんだかすっきりとした気分になったことはありませんか？　この涙もストレスホルモンの「コルチゾール」を排出しているのだそうです。

　からだから出るものは、そのまま出したほうが新陳代謝が進んで、自然治癒力が高まります。生活に支障が出ない限り、薬で押さえ込まないでどんどん体外に出すことです。からだから出るものを悪いものと考えず「老廃物が出てよくなっていく」と前向きにとらえてください。

参考文献
『体の老廃物・毒素を出すと病気は必ず治る』石原結實（三笠書房 2013 年）
『体を温めると病気は必ず治る』石原結實（三笠書房 2003 年）
『万病を治す冷えとり健康法』進藤義晴（農文協 1988 年）

目を閉じるだけで肉体的ストレスが10分の1になる

疲れたとき、目を閉じて横になる。

たったこれだけのことにどれほどの効果があると思いますか？

人間は90％の情報を、視覚から得ます。目を開けているだけで、脳は刺激を受けて働き続けます。このときは神経も筋肉も緊張しています。

試しに、目を開けたままで首を左右に回したときと、目を閉じて回したときとを比べてみてください。目を閉じたときのほうが、明らかに大きく回ることがわかります。目を開けているだけで筋肉が緊張するのです。目を閉じることで、脳への刺激が10分の1になります。つまり、ストレスが10分の1になるということです。

立っているときはその姿勢を維持するために全身の筋肉が緊張しますが、横になると筋肉が緩んできます。血液の流れも立っているときは、足先から垂直に心臓に上がっていくのに対して、横になると水平に流れるので血圧も下がります。単に目を閉じて横になっているだけですが、これだけの効果があります。

さらにウトウトすれば脳も休まります。20分ほどの昼寝が推奨されていますが、イ

参考文献　『病気にならない生き方』新谷弘実（サンマーク出版 2005年）

スに座って休むよりも、横になって休むほうが疲れが取れます。

目を閉じて深くゆっくりした呼吸を一日に20～30回するだけで、酸素を十分に取り込んで副交感神経を刺激して精神を安定させる効果もあります。

からだを柔らかくするだけで姿勢がよくなる

自分の姿勢に自信のある人は少ないと思います。わたし自身、街を歩いていてショーウィンドウに映る自分の姿を見て、いつも愕然としています。

人に猫背と言われた。病院で首に湾曲がないストレートネックと言われた。歩くとき前かがみになってしまう……姿勢の悩みは様々です。

正しい姿勢の診断は、足のくるぶし、肩先、耳の穴の3点を結んだ線が垂直になっているかどうかで診ます。

姿勢の悪さの原因は、ほとんどがからだの硬さと筋肉のアンバランスからきています。日ごろのわたしたちの生活はどうしても前かがみの姿勢になってしまいます。掃除、料理などの主婦の仕事、机に向かって仕事するときもほとんどが前かがみです。必然的に前にからだを倒すときに使う筋肉が緊張して硬くなります。

これが姿勢悪化の大きな原因です。決して骨が曲がっているわけではありません。からだ全体の骨の模型を見るとわかりますが、骨自体は上から吊るさないと、くしゃっとつぶれてしまいます。骨だけでは立っていることができません。人間のからだを立たせているのは、上下左右から均等に引っ張っている筋肉で、筋肉のアンバランスが姿勢をゆがめている原因なのです。この筋肉を左右平等に緩めてバランスをとってさえやれば、からだはまっすぐになってきます。

当院に姿勢を治したいといって来院される方がいますが、みなさん帰るときにはかなり改善されています。理由は筋肉がほぐされて緩んだだけなのです。わざわざ治療を受けなくとも、自分で柔軟体操やストレッチでからだの筋肉をほぐせば、自然とよい姿勢に変わっていきます。

人間には常にからだをよい状態に持っていこうとする治癒力が働いています。からだをほぐすことは、その治癒力がより効率的に働くようお手伝いをすることなのです。

正しい姿勢のチェックポイント

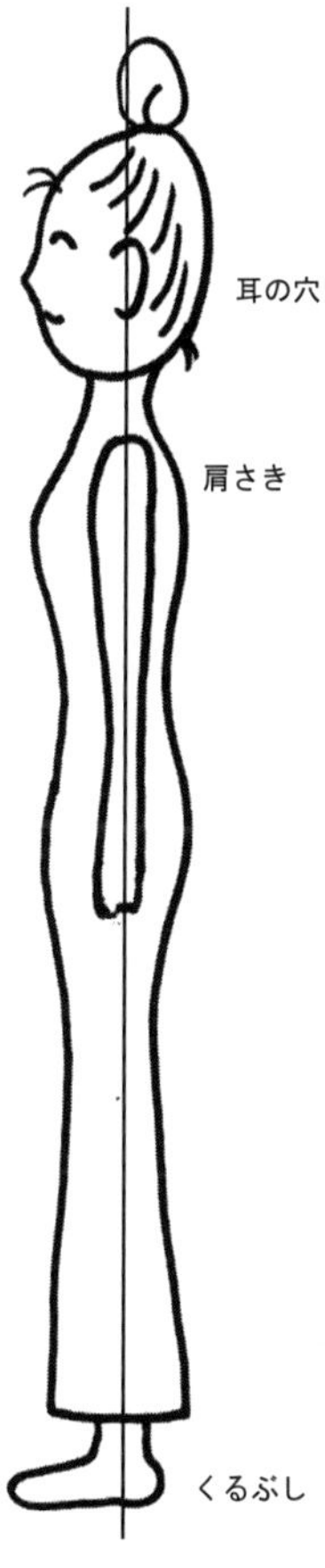

どんな枕がよいか？　枕は頭よりも首を支えるのが大切

枕がどうも合わない、といくつも枕を買っている人がいます。人生の3分の1を寝て過ごすのですから、よい睡眠を得るために〝枕とふとん〟にこだわるのは大切なことです。朝から肩が凝っているという人は、枕が原因と考えていいでしょう。

枕を選ぶ条件は、大きさと素材、形、硬さです。枕をしているときの姿勢は、普通に立った姿勢が基準となります。その姿勢より、ほんの少し前に首を傾けた状態（約

5～10度）が理想の寝姿です。

枕の大きさを決めるポイントは背中の厚みと後頭部のでっぱりです。太っている人は、痩せている人に比べて背中と後頭部の差が大きいので、高い枕になります。枕が高すぎると、頭が前に倒れる姿勢になるので首の後ろの筋肉が伸び、あごが引けて呼吸もしづらくなります。枕が低すぎると頭が後ろに垂れて首の後ろの神経を圧迫します。

枕をあてがうときに大切なことは、首と敷布団の間に隙間をつくらないことです。首はちょうど川の両岸にかかる橋と同じ役目をしていて、頭と肩をつないでいます。首の下に隙間（空間）があると、首に負担がかかって首の筋肉が緊張状態となってしまいます。首の下に隙間をつくらないよう、下から枕でしっかりと首を支えてやることが大事です。

横向きで寝るときは、仰向けのときよりも枕は高くなります。上向き、横向きでも使えるように、自由に枕の形を変えられるものが便利です。寝ている途中で横向きになる人は、枕が高い可能性があります。枕が高いと仰向けで寝るのがつらくなって、無意識に横向きになるのです。

硬さは形を変えることができるくらいの柔軟性があって、鋳型のように頭をしっかり支えてくれるものがいいです。自分の体型に合わせて中の素材の量を調節できるよ

枕のあて方

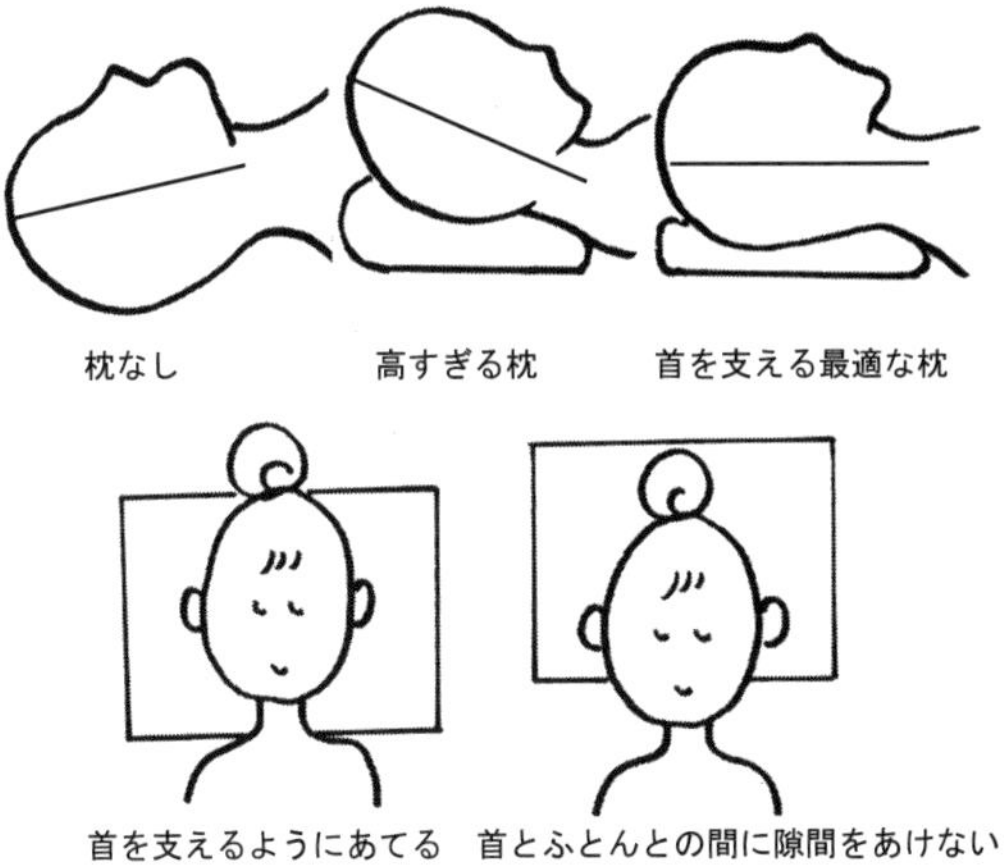

うになっていることも大切です。頭の重さは4～8キロもあって、枕も長く使っているとだんだん痩せてきます。ときどき中に入っている素材を追加して量を調節します。

　わたしは吸湿性が優れている自然素材の「蕎麦枕」を使っています。自由に中味の量を調節できますし、寝たときの頭と肩の形状に合わせて枕の形を変えることができます。通気性、吸湿性に優れ、寝ている間の余分な熱を外に逃がし、しかも汗などの水分を吸収してくれます。ただ時々天日干しが必要ですし、アレルギーのある方にはおすすめできません。

　外国製の枕も人気ですが、頭の形が扁

平な東洋人と、前後に長い欧米人とでは枕の高さも違ってきます。サイズも日本人の場合は欧米のサイズよりも1～2まわり小さくなります。買う前に実際に寝て確認することが必要です。

忙しい人、通院をためらう人に便利な「在宅検診」

インターネットを利用して在宅で手軽に精密な検診が受けられるサービスシステムが、ずいぶんと整ってきました。わずか一滴の血液から健康状態や生活習慣病の可能性を知ることができます。

これまでのオーソドックスな血液検査のほかに、次のような検査があります。

血液による検査　糖尿病　胃がん　前立腺がん　肝炎　生活習慣病
　　　　　　　　エイズ　性病　ピロリ菌
痰による検査　肺がん
粘液による検査　子宮頸がん

尿による検査　　骨粗しょう症　膀胱がん　クラミジア感染症
大便による検査　大腸がん　腸内細菌
毛髪による検査　有害金属の蓄積　必須ミネラルの欠乏

費用は検査項目によって異なりますが、だいたい３０００円から５０００円くらいです。お医者さんにかかったときと比べて保険が適用されない分割高ですが、通院の面倒を考えればおすすめです。病院嫌いな方にプレゼントとして贈ることもできます。

検査の流れ
①　電話、インターネットで申し込む
②　「検診キット」が到着
③　説明書にそって自分で血液、尿、便などを採取
④　「検診キット」返送
⑤　１、２週間で検査結果到着（メール、郵送）

このシステムは多くの医療検査機関が行っていますので、インターネットで「在宅検診」と検索してみてください。今ではドラッグストアでも扱うようになりました。いろいろな検査をセットにして割安になったものもあります。忙しい人にはおすすめです。

Ｖ　環境汚染がこころとからだを蝕んでいる

動物たちの奇形や奇妙な行動は「環境ホルモン」の影響だった

１９５０年代に入って、世界中から動物たちの奇妙な行動や奇形が報告されるようになりました。アメリカのフロリダからは、求愛行動や巣作りにまったく関心のないハクトウワシ。オスのペニスや精巣が異常なほどに萎縮したアリゲーター。ミシガン州のミンクの不妊現象。北海では1万８０００頭にもおよぶアザラシの大量死があり、地中海では１１００頭のイルカが海岸に打ち上げられました.

当時はこれらの原因がまったくわかりませんでしたが、その後すべて環境ホルモンによるものと判明しました。

環境ホルモンとは、正式名を「内分泌かく乱物質」といって、化学物質でありながら、人や動物の性ホルモンに成りすまして生物の体内に入っていきます。そして生物の生殖機能だけを侵して、数十億年にわたって受け継がれてきた生命のバトンシステムを断とうとする恐ろしい化学物質なのです。

環境ホルモンには、ＤＤＴなどの農薬、ＰＣＢ（ポリ塩化ビフェニル）などの工業化学物質、除草剤にも使われるダイオキシンなどがあります。防腐剤、殺虫剤、食品添加物などからも環境ホルモンは検出されます。

環境ホルモンの代表格、猛毒のダイオキシンは、主に物が燃焼することによって発生し、大気中に放出されます。ビニールやプラスチック類は燃やすことでダイオキシンが発生します。そのダイオキシンが、野山や海に拡散、蓄積します。この蓄積されたダイオキシンが、農作物や魚介類を通じて濃縮されて人間や動物の口に入ってきます。

わたしたちは知らないうちに、この環境ホルモンをからだに取り込んでいるのです。

参考文献
『環境ホルモン入門』立花隆ほか（新潮社 1998 年）
『奪われし未来』シーア・コルボーン（翔泳社 2001 年）
『医学不要論』内海聡（三五館 2013 年）

「環境ホルモン」は動物たちを「メス化」させる

この環境ホルモンは体内に入り込むとなかなか排出されません。生命が生きた年数分からだの中に蓄積されることになります。

環境汚染とは無縁なはずの北極圏内に住むイヌイット族やホッキョクグマにもかなりのダイオキシンやPCBが蓄積されていることから、場所を問わず地球全体に化学物質が蔓延していることが明らかになりました。

環境ホルモンは、母胎内で育まれている胎児や抵抗力のない乳児に母親の血液や母乳を通して入り込み、ホルモンバランスを崩してその子の一生を破壊してしまいます。母親はそれまで自分が蓄積してきた環境ホルモンを母乳を通していっきに乳児に送り込んでしまうので、母親が持っていた環境ホルモンは半減します。

命が母親の胎内で誕生して、たくさんの組織の発生過程で環境ホルモンの影響を受けると、1兆分の1レベルのごく微量でもからだの正常な発達を障害します。大切なのは環境ホルモンの量ではなく、〝いつ環境ホルモンに侵されたか〟なのです。人間

参考文献
『子どもの脳が危ない』福島章（PHP 新書 2000 年）
『環境ホルモン入門』立花隆ほか（新潮社 1998 年）
『奪われし未来』シーア・コルボーン（翔泳社 2001 年）

やすべての生命体が、命を宿った瞬間から環境ホルモンの襲撃を受けています。

環境ホルモンは性ホルモンに作用して自然界の動物たちを〝メス化〟させることが知られています。人間の男性の1回の射精に含まれる精子数が50年前の半分に減少し、精子の動きも年々悪くなっています。アメリカでは精巣やペニスの萎縮などの奇形を持った人が50年前の10倍に増えているという報告があります。

環境ホルモンは、生殖異常のほか知能低下、うつ、アレルギーなどに関係し、生態系に大きな影響を及ぼしています。誕生したときは健康そうに見えても、性の成長とともに異常が現れてくることから、立花隆さんは「体に時限爆弾を抱えたよう」と表現しています。

多くの凶悪犯罪は胎児期や乳幼児期に受けた脳の傷が原因だった

校内暴力、学級崩壊、凶悪な少年非行など、昔はなかった現象が子どもたちの周りで起きています。１９９７年に神戸で酒鬼薔薇聖斗と名乗る14歳の少年が起こした小学生連続殺人事件や「人を殺してみたかった」という動機だけの殺人は、これまでになかった猟奇的な事件でした。

長年にわたって精神鑑定を手がけてきた犯罪心理学者の福島章さんは、子どもたちの脳に異常が起きていると語っています。福島さんは、重大な犯罪を犯した人の脳を精密に調べて、潜在的な異常所見が多いということと発見しました。その異常所見は問題の人物がまだ胎児であった時期から乳幼児の期間に発生したものでした。

人間の脳は出産のときにはまだ未成熟で、出産してからも成長を続けます。脳が未成熟な状態で出産するのは、完全に成熟すると頭が大きくなりすぎて、出産できなくなるからです。

脳が母体内で形成される妊娠6か月から脳が完成する生後2年くらいの間は、脳の成長にとってとても大切な期間になります。この間に子どもの脳に感染、外傷、有害物質などの悪影響が加わると、脳の形成や発達に異常が起こって脳に微細な傷が生じます。

胎児期と乳児期には母親の食生活が大きく影響します。胎児期には母親からの血液を通して、生まれてからは母乳を通して、からだをつくる栄養を受け取るからです。

参考文献
『子どもの脳が危ない』福島章（PHP 新書 2000 年）
『環境ホルモン入門』立花隆（新潮社 1998 年）
『給食で死ぬ』大塚貢、西村修共著（コスモ 21 2012 年）

この期間は加工食品、タバコ、薬物などの摂取に注意しなければなりません。

脳に生じた微細な傷の影響は、後の幼児期、児童期、思春期になってから、性格や行動に特有の精神症状として現れてきます。

「環境ホルモン」は感情的、衝動的で落ち着かない子どもをつくる

中学時代から暴行、傷害、強姦などを繰り返し、四人の人を殺す強盗殺人事件を起こした少年の母親は、流産予防のために大量の黄体ホルモンの投与を受けていました。

この黄体ホルモン製剤には、天然の女性ホルモンを模倣してつくられた化学物質の合成黄体ホルモンが入っていました。この合成黄体ホルモンは、男性化させる作用があります。服用した母体だけでなく胎児の脳も男性化します。男の子であれば超男性化して、人並みはずれて攻撃性や性欲の強い青年を生み出すといわれています。

脳の成長期に影響を与える原因物質で、過去にはなかったものに環境ホルモンがあります。代表格のダイオキシン類は、かつてベトナム戦争で枯葉剤として使用され、

胎児の発育に大きな影響を与えました。ベトちゃんドクちゃんのような奇形児が生まれ、多くの無脳児や知的障害児が生まれました。

ダイオキシンは脂肪に溶けるため、母乳は高濃度に濃縮された状態で乳児に与えられます。母親は生まれてからずっとからだに溜めこんできたダイオキシンを、母乳を通して一挙に乳児に与えます。その代わり母親のからだはきれいになっていくのですが、乳児の方は体重が少ないので何十倍もの影響を受けることになります。

乳児が母乳から受け取るダイオキシンの平均は、厚生省が定めた許容量の7倍を超えています。厚生省は母乳は一時期飲むだけなので心配ないと言っていますが、問題なのは乳児が摂取する時期です。子どもの脳が完成される生後2年までの間、ダイオキシンの濃縮された母乳を摂取させられることは、脳の成長に大きな影響を与えます。

環境ホルモンの脳に与えた影響は、児童期、思春期、成人期になって行動や性格の異常として現れてきます。脳に障害を受けた子どもの多くは、児童期に「注意欠陥多動性障害」の症状を示します。「注意欠陥多動性障害」は、知的障害はないが集中力が低く、感情的、衝動的で、せわしなく動き回って落ち着かないという特徴があります。

これまで環境や親の育て方によるものと考えられてきましたが、胎児期や乳児期に

参考文献
『子どもの脳が危ない』福島章（PHP 新書 2000 年）
『環境ホルモン入門』立花隆（新潮社 1998 年）

受けた環境ホルモンなどによる障害性の脳の欠陥によるものとわかってきました。

ゲームで暴力場面ばかり見てきた子どもは暴力的になりやすい

脳には記憶する、考える、創造するためにその脳を動かすという〝脳システム〟があります。このシステムは、子どもが言葉を獲得する生後2、3年の間にどのようなシステムで動くようになるのかが決まります。ポイントは入力される情報の質(内容)と量です。

テレビが普及する前までは、幼児はまず母親との交流から情緒的、言語的な情報を記憶していきました。一方現代の子どもたちは、まだ言語を理解しないうちからテレビから流れる映像や音をイメージとして記憶します。

映像のない時代の人は、言葉を使って論理的にものを考えて頭でイメージすることが多いのに対して、今の人たちは最初からイメージ的、直感的にものごとをとらえます。ここでは、努力とか堅実、善悪という価値判断よりも、「カッコいい」「面白い」

ということがウケます。

幼児教育の専門家は、テレビやゲームで育った子どもは総じて「注意欠陥多動性障害」のような言動をしていると指摘しています。テレビやゲームは子どもの性格形成や行動パターンに大きな影響を与えています。

「ゲームやアニメで暴力場面ばかり見てきた子どもは暴力的になる」という総理府調査があります。幼児向けの番組でも最後は正義の戦いが暴力シーンで終わることが少なくありません。幼児体験の一つとして「暴力シーン」が刷り込まれていきます。毎日テレビやゲームに夢中になる子どもたちは、頭の中で暴力のシミュレーションを何度もくり返していることになるのです。

大きな流れとして、子どもは人との交流が少なくなり、孤立して社会性、社交性に乏しくなってきました。一方感性、想像力が豊かで、より空想的になってきています。価値観がかつての努力、勤勉、誠実から快楽、自己満足に変わり、フィーリングを重視するようになってきました。

環境ホルモンの影響で、メス化が進み大人しくなってきている反面、脳障害の影響と考えられる衝動的、攻撃的な特徴も見られるようになってきています。ただ攻撃的

参考文献
『子どもの脳が危ない』福島章（PHP 新書 2000 年）
『環境ホルモン入門』立花隆（新潮社 1998 年

な面は、良好な日常生活を送っている限りは発症せずに過ごすことができます。その場合大切なことは「必要とされている、愛されている」という自覚ができているということだそうです。

「品種改良作物」と「遺伝子組み換え作物」の違い

品種改良は、栽培している農作物や育てている家畜を、よりよいものにしていこうという研究で、はるか昔から行われていました。基本的には、より優秀な形質を持つもの同士をかけ合わせて育成していきます。優秀な形質は自然発生的に出ることもあれば、まれに突然変異で発生することもあります。

植物では収穫量、耐病性、味などの性質を向上させる目的で品種改良が行われています。コメ、ムギ、ジャガイモ等の穀物や野菜などで盛んに品種改良が進められてきました。

家畜の場合、肉質、性格などを向上させる目的で品種改良が行われます。ペットでも外見や性格などを目的に合わせて向上させるために行われます。イヌ、ネコ、牛、豚などは盛んに品種改良が進められてきました。

交配による品種改良も遺伝子の変化をもたらします。ただ品種改良は自然界のルールに従った枠の範囲内で行われます。よい遺伝子だけを残すには何世代も選択していかなければならず、品種改良には長い年月かかってきました。

「遺伝子組替え」とは、顕微鏡下で生命体の遺伝子を直接操作して新しい品種をつくりあげることです。ある特性を持った農産物をつくるために、魚の遺伝子を野菜に組み込んだり、ウィルスの遺伝子を穀物に組み込んだりすることもあります。ある種の遺伝子を別の種へ転移させることは、自然界では起こりえないことで、これをやってのけるのが遺伝子組み換え技術です。一時話題になった青いカーネーションや青いバラも遺伝子組み換え作物です。遺伝子組換え技術は、品種改良でこれまで20年、30年かって行ってきたことを、わずか1年で成し遂げることも可能にしました。

しかし、自然界のルールから外れた技術だけに、挿入された遺伝子と周囲の遺伝子の関係が正常に機能せず、まれにしか成功しません。遺伝子は単独で機能しているわ

参考文献
『生命の暗号』村上和雄（サンマーク出版 1997年）
『遺伝子組み換え食品の真実』アンディ・リーズ（白水社 2013年）
『不自然な食べ物はいらない』内海聡（廣済堂出版 2014年）

けではなく、多くの遺伝子と共同作業をしています。また遺伝子が一つだけの働きをしているわけではありません。

遺伝子操作によってできた作物に、外見的におかしいなどの異常が見つかればすぐにそれを取り除くことができます。しかし、すぐにはわからないのが現状です。何十年も後になって、遺伝子組み換え作物が微生物や他の動植物に悪影響を与えることも考えられます。

未知の作物の安全性の面で、長い時間をかけた検証が課題となっています。

＊　今、医療分野で「遺伝子治療」が盛んに研究されていますが、目的は人の命と健康を守ることで、治療対象は患者一人一人です。人や環境に大きな影響を与える農作物の遺伝子組み換えとは目的の次元が違うと考えていいでしょう。

「遺伝子組換え作物」の農業への影響

遺伝子組換え技術は、農産物の生産者ができるだけ楽ができるようにということに焦点が置かれています。農家にとっていちばん大変な作業は「雑草取り」と「害虫からの被害を防ぐ」ことです。遺伝子組換え技術は、主にこの二つの作業を軽減する目的で開発されてきました。

「雑草取り」の手間を少なくするために、除草剤を撒いても枯れない「除草剤耐性遺伝子」を作物に組み込みました。これで除草剤を振りかけて周囲の雑草は枯らしても大切な作物は枯れません。安心して空から飛行機で除草剤を振りかけることができるようになりました。

「害虫からの被害を防ぐ」ために、遺伝子に殺虫成分を持たせた作物をつくりだしました。農薬は雨が降れば流れ落ちて効果が薄れてしまいます。遺伝子組換え作物自体が殺虫成分を持っているので、雨でも消えることなく、その葉を食べた虫は死んでしまいます。現在の遺伝子組換え作物のほとんどがこの「害虫抵抗性」と「除草剤耐性」を持ったものです。

ところが、「殺虫成分」遺伝子を持った作物が家畜の飼料となって家畜のからだに吸収され、さらにその家畜の肉を人間が食べて、人間のからだに蓄積されることは容易に想像されます。

「除草剤耐性」作物についても、目的とする作物にも除草剤が振りかけられるので、わたしたちは強力な除草剤を振りかけられた作物を食べることになります。

最近、この除草剤耐性の遺伝子が拡散して、「除草剤」に強い雑草が現れてきました。

「害虫抵抗性」を持った農産物は、特定の害虫だけでなくその害虫を捕食する益虫まても殺してしまい、その結果別の害虫を大量発生させてしまう事態を生み出してしまいました。今では「害虫抵抗性」を持った農産物を食べても死なない強力害虫も出現してきました。また強力な除草剤が植物のみならず、野生生物も含めた地球の生態系を破壊する心配も出てきました。

「殺虫成分」を持った遺伝子や「除草剤耐性」を持った遺伝子が拡散して、土壌の力を弱めたため、収穫量は他の品種に比べて大して変わらなくなってきたと報告されてもいます。

１９６０年代に多量の化学肥料と農薬を散布して収穫量を増やした「緑の革命」がありました。その結果、地下水、土地、環境が汚染されて自然の多様性が失われ、解消されるはずだった飢餓はより深刻な問題になっていきました。

今回の「遺伝子革命」ともいわれる「遺伝子組み換え技術」も結果的に地球を汚染

参考文献
『遺伝子組み換え食品の真実』アンディ・リーズ（白水社 2013 年）
『世界と地球の困った現実』日本国際飢餓対策機構（明石書店 2014 年）
『沈黙の春』レイチェル・カーソン（新潮文庫 1984 年）

させるのではないか、と心配する声があります。

「遺伝子組換え食品」の人体への影響

今のところ日本では遺伝子組み換え農産物は生産されていませんが、遺伝子組換え食品の輸入大国です。輸入されている遺伝子組換え農産物は、おもにトウモロコシ、大豆、なたね、砂糖大根、ジャガイモで、ほとんどが家畜の飼料と加工食品に使われています。

デンマークでは遺伝子組み換え大豆を豚に飼料として与えたところ、激しい下痢を起こして死ぬ豚が毎日のように出てきました。養豚農家は飼料に原因があったのではないかと考えて飼料を変えたところ、一頭も下痢を起こさなくなったということです。

遺伝子組み換え飼料を食べていた牛の乳から組み替え遺伝子が発見されました。このことは、人間が直接に遺伝子組み換え食物を食べていなくても、これらを飼料として食べた牛や豚の肉、乳製品からわたしたちの体に濃縮されて入り込んでいることを意味します。

イギリスでは遺伝子組み換え大豆の輸入が始まってから、大豆アレルギーが50％も増加したという報告があります。人間への影響は今のところ推定でしかありませんが、がん、自己免疫疾患、不妊症に影響が出ているのではないかといわれています。

遺伝子組み換え作物は「地球の食糧危機」をキャッチフレーズに開発が進められてきました。遺伝子組み換え作物が広くつくられるようになって、まだ20年足らずです。１９２８年に「夢の化学物質」としてもてはやされたフロンガスが、オゾン層破壊の原因物質とわかったのは、50年後の１９７０年代半ばでした。さらに40年後の今になっても、破壊されたオゾン層の回復は進んでいません。

「遺伝子組み換え作物」もフロンガスと同じような流れになるのではないかと危惧されています。

ところで、世界で多くの難民が発生して9人に１人が飢えているのに、世界が１年間に生産する食糧の約３分の１が捨てられています。賞味期限や衛生にこだわる日本では、食糧のほとんどを輸入に頼っているにもかかわらず、輸入量の半分近くを捨て

参考文献
『遺伝子組み換え食品の真実』アンディ・リーズ（白水社 2013 年）
『不自然な食べ物はいらない』内海聡（廣済堂出版 2014 年）
世界のドキュメンタリー「遺伝子組み換え戦争」（NHKBS 2015 年 11 月）

ています。

２０１６年2月、フランスで「賞味期限切れ食品」の廃棄を禁止する法律が成立しました。この法律は、賞味期限に近づいている食品を廃棄せずボランティア組織に寄付して、貧しい人々のために食品を分配することを求めたものです。日本でも〝公平で合理的な食糧配分のために、わたしたちは何をすべきか〟を考えるときが来ているようです。

Ⅵ　自然治癒力を高めるこころの持ち方

どんな薬より効く「笑い」の免疫力

嬉しいとき、楽しいとき、幸せだと感じるとき、わたしたちのからだはリラックスして筋肉は緩み、血管は広がって血液は順調に流れ出します。すべての細胞も内臓も元気に働いて、免疫、自律神経の機能もしっかりと動いてくれます。こんなときは、精神的に嫌なことがあっても少しくらいなら許せます。からだに痛いことがあっても多少我慢できます。こころとからだに余裕ができているから受け入れられるのです。

「ガンの生きがい療法」をすすめている倉敷の伊丹仁朗医師は、20歳から62歳までの男女19人に大阪の「なんばグランド花月」で3時間思いっきり笑ってもらいました。そして、笑う前と後で血液中のがん細胞を殺すＮＫ細胞（ナチュラルキラー細胞）を調べると、ほとんどの患者さんのＮＫ細胞が活性化していました。たった3時間でがんと戦う免疫力が増えていたのです。「笑い」は抗がん剤以上の働きをしていました。しかも「笑い」は抗がん剤と違って副作用がまったくない上、「作り笑い」でも十分に自然治癒力を高める効果があることもわかりました。

伊丹医師は10人に体内のキラー細胞が、がん細胞を食いつぶすイメージを15分間思い浮かべるトレーニングもしてもらいました。その結果、短時間に全員のＮＫ細胞がより元気になっていたのです。

日本医科大学の吉野槇一教授は、リウマチの患者さんに林家木久蔵さんの落語を１時間聞いてもらい、その後血液を測定したところ、ストレスホルモンと呼ばれるコルチゾールの値がぐんと下がって、基準値の範囲内になっていました。さらにリウマチを悪化させる作用を持つインターロイキン６が、短時間で驚くほど減少してリウマチの痛みが大幅に軽減していました。

遺伝子学の村上和雄博士は、血糖値に関する遺伝子を対象にした実験で、笑いの効果を立証しました。漫才で大笑いした学生たちのＤＮＡ（遺伝子）を測定した結果、２１、５００個のうち23個の遺伝子が活発に働いて血糖値の上昇を抑えたのです。楽

参考文献
『笑いの健康学』伊丹仁朗（三省堂 1999 年）
『笑いと免疫力』吉野槇一（主婦の友社 2004 年）
『笑う！遺伝子』村上和雄（一二三書房 2004 年）

しい思いは遺伝子まで変化させていました。

タバコでも、幸せを感じながら吸えばプラスに働く

幸せを感じているときは、肉体的にも精神的にも元気です。当たり前のことですが、このメカニズムをもっと具体的に考えてみます。

嬉しいとき、幸せを感じるとき、脳内ではモルヒネの5、6倍はあるといわれる最強の快楽ホルモン、β―エンドルフィンが出ます。副交感神経が働いてからだはリラックスして筋肉は緩み、血液はどんどん流れます。内臓も活発に動いて栄養の消化吸収も盛んになります。外部から細菌が侵入してきても、免疫細胞が元気に撃退してくれます。

脳波もアルファ波になります。集中力、記憶力、創造力が高まり、痛みに対しても鎮痛効果を持ちます。楽しく過ごしたときの記憶のほうが、辛いときよりもよく覚えているのはこのためです。同じ痛みでも楽しく笑っているときのほうが軽く感じます。

プラス思考はマイナスのこともプラスに変えてしまいます。からだに悪いとされる

タバコでも、ひと仕事終えた後に幸せを感じながらの1、2本であれば、プラスに働きます。小麦粉でもよく効く薬と思い込んで飲むと、3割の人に効果があるといわれます。

遺伝学者の村上和雄さんは、「遺伝的にはみな同じような能力の遺伝子を持っているが、その遺伝子がONになると能力が発揮できる。遺伝子をONにする秘訣は、もののごとをよいほうに考えるプラス発想ではないかと思う」と語っています。誰でもがんを発生させる遺伝子とがんを抑制する遺伝子を持っています。どちらのスイッチをONにするかは、その人のこころしだいということです。

ところで、わたしたちのからだも含めて、すべての物質は固有の波動を持っています。わたしたちの想いも実は波動なのです。波動は共鳴といって、同じ波長のもの同士引きあい、高めあうという法則があります。学校でも職場でも同じようなタイプの友だち同士がグループをつくります。同じ波長の者同士は気が合って、気持よく過ごすことができるからです。プラス思考の人はプラス思考の友だちをつくります。プラス思考は人間関係だけでなく、プラスの出来事も呼び寄せます。プラス思考の人にはプラスの出会いが多く訪れるのです。

参考文献
『脳内革命』春山茂雄（サンマーク出版 1995年）
『生命の暗号』村上和雄（サンマーク出版 1997年）
『意思のサイエンス』リン・マクタガード（PHP研究所 2007年）

からだにプラスになるものは力を与え、マイナスになるものは力を削ぐ

わたしたちが、自分のからだにとってプラスになるか、マイナスになるか判断する簡単な方法があります。「ストレスがあると、筋力が弱くなる」という原理を応用したこころとからだの検査法です。

被験者は両腕を下した状態から前方に30度ほど上げます。術者は質問するたびに両腕を軽く下に押します。そのとき、質問内容にストレスが生じなければ筋力が保たれますが、ストレスを感じるときは力が弱まって腕は押し下げられます。質問は言葉でしますが、答えは腕の筋肉反射で返してもらうのです。

ストレスの有無でなく、からだの共鳴現象を使った検査法もあります。

物でも人でも感情でもすべて固有の波動を持っています。この波動が近いほど共鳴を起こして力がより強くなっていきます。逆に波動が合わなければ力が弱まっていきます。

ニューヨークの大学で活躍している大村恵昭博士は「O―リングテスト」といって、

親指ともう1本の指で輪（Oの字）を作って、その力の入り具合で適、不適を判断するという検査法を開発しました。

たくさんの薬のなかから自分に合った薬を探し出そうとするなら、その薬を左手に持って、右手で輪を作ります。検査する人はこの輪を両手の指で引き離そうとします。このようにして一つ一つの薬を手にとって、指に力が入るかどうか確認すればよいのです。指に力が入ると、その薬は自分に合っているということになります。

この検査法は効果の判定に熟練が必要ですが、その診断結果は医学的な診断結果ときわめて一致していることが証明されています。アメリカでは特許も認められて、欧米の医療の現場に積極的に取り入れられています。O－リングテストはシンプルで、検査で苦痛を強いられることもなく、時間もお金もかかりません。しかも、即座に結果がわかります。日本でも広がりを見せていて、今後の医療に光明を与えてくれています。

「O－リングテスト」の指の引き離し方

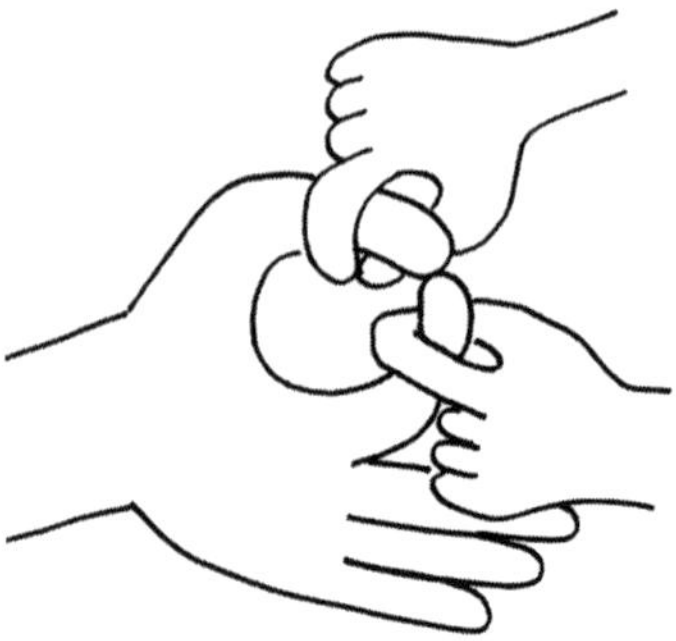

参考文献
『バイ・ディジタルO－リングテストの実習』大村恵昭（医道の日本社 1986年）
『全脳への道』石丸裕高（たま出版 1997年）
『からだと心を癒す30のヒント』樋田和彦（地湧社 2001年）

栗の葉をウルシといってすりつけたら7割の人に皮膚炎が起きた

心身医学の権威、故池見酉次郎九州大学教授は、こころがからだにどのような影響を与えるか、とても興味深い暗示実験をしています。

ウルシにかぶれるという13名の高校生に目隠しをして、無害な栗の葉をウルシといってすりつけました。するとなんと9人に皮膚炎の症状が現れました。こんどはウルシの葉を栗と偽ってすりつけたところ、11人にはなんの変化も見られませんでした。

また、こんな実験もしています。

一人の被験者に、青い色素の液にウルシエキスを混ぜてつくった液体を、腕に毎日場所を変えて10日間塗り続けました。案の定10か所ともきれいにウルシかぶれによる炎症を起こしました。

次にそれまでとまったく同じ青色の液体ですが、ウルシエキスの含まれていない液

参考文献
『心療内科』池見酉次郎（中公新書 1963年）

体を、これまでと同じ液だといって腕に塗りつけました。やがてウルシエキスが入っていないにもかかわらず赤い腫れが現れ、水ぶくれやかさぶたまでできてきました。しかも驚くべきことに、ウルシ液が入っていない液によって炎症を起こした皮膚組織は、本物のウルシ液で炎症を起こした皮膚組織とほとんど同じでした。

心理作用だけでからだに病理学的な変化が起こりうることが、実験によって証明されたのです。

「想像妊娠」は実際には妊娠していないのに、妊娠したと思い込んでしまうことで妊娠の様々な兆候が出てきます。これも心理状態が脳に錯覚を起こさせることで、からだが反応して起こります。

病気の3分の1はこころで治る

プラシーボ効果という言葉を聞いたことありますか？「これはとってもよく効く薬だよ」と言って、小麦粉でつくったニセの薬を患者さんに投与します。すると信じた患者さんの３分の１の人の症状が改善するというのです。こころの持ち方しだいで自然治癒力が大いに高まるという話ですが、小さい子どもに母親が「痛いの痛いの飛んで行け～」という、まさにあれです。特に痛みや、不眠によく効くそうです。

ストレスはからだを緊張させます。全身の筋肉がこわばって血流が悪くなると、痛みを増幅させせます。痛みや不眠は心理的な影響を受けやすく、不安や孤独などで神経がより鋭敏になって、辛い症状を増幅させるのです。この薬を飲めばよくなるという安心感はからだの緊張を和らげ、自律神経を安定させて痛みの改善につながります。ただしこれには、薬を提供する人と患者との深い信頼関係が大切です。

薬だけでなく、手術でも効果が報告されています。皮膚切開だけしてすぐに縫い合わせ、手術をしたフリをして、患者さんに「手術は大成功でした」と告げます。するとやはり３分の１の人がよくなるそうです。病気がいかに心理的な影響が大きいかという実例です。

30％も効果があって、副作用もなく、それほどお金もかからないプラシーボ効果についてはまったくといっていいほど研究されていません。製薬会社が儲からないこともあるでしょうが、実は医学部では、どうしたら自然治癒力が高まるかという勉強はしていないのです。

話は変わって、がんの告知についてです。

「あなたの余命はあと半年です」と主治医から告げられます。するとかなりの患者さんが、だいたいそのあたりで亡くなるそうです。その理由は、自分自身で半年で死ぬようにからだを操作してしまうからだそうです。

からだは、意識に反応します。こころの中で「あと半年で死ぬんだ」と信じたことの方向へ、全身の細胞が切り替わっていくのです。

先の章で「笑いの免疫力の話」を紹介しましたが、「病気に打ち克つんだ」というのでなく「病気を忘れ去ってしまう」ことが大切です。がんになった患者さんが、認知症になったら治ってしまったという話もあります。極楽トンボでいることが一番の治療法のようです。

参考文献
『病気にならない生き方』新谷弘実（サンマーク出版 2005 年）
DVD「ザ・リヴィング・マトリックス」（日本コロムビア 2009 年）
テレビ未来遺産 最新脳科学「人間とは何だ…!?」（TBS 2015 年）

想いがからだに及ぼす影響が解明されてきた

19世紀ごろまでの医学界では「こころとからだは別物」と考えられていました。ところが脳科学の進歩で、こころのあり方がからだに影響を及ぼしていることが解明されてきました。それも幼児の成長段階からこころがからだに影響を与えているのです。

幼児期からの難聴や視力障害もこころに原因があることがあります。

生後3年間、赤ちゃんの脳細胞は爆発的に増えて成長していきますが、その大切な幼児期に言葉の暴力を受けると「やめて、もう聞きたくない」という感情が幼児ながらもわき起こってきます。そして自分の生存を維持するために、脳にある聴くための神経回路の成長を止めて、ストレスの影響を最小限にしようとするのです。その結果難聴になってしまうことがあることもわかりました。

虐待された子どもには大脳萎縮が見られます。研究では、言葉の暴力を浴びて育った子どもには脳の聴覚野に14・1％の減少が見られ、映像によるストレスでは、視覚野に20・5％の異常が見つかっているそうです。障害や病気には自分のからだを守るために、やむを得ず発症したものもあります。精神的、肉体的ストレスからこころとからだが破綻しないよう発症するのです。

イギリスでのお話です。

ある女性が、妊娠したいのにできないので検査してもらったところ、卵巣に腫瘍ができていることがわかりました。医師でもある彼女は心理療法で腫瘍のできた原因を調べました。幼い頃から両親の夫婦仲が悪く「こんな家庭はいや！」という強い想いが、からだの奥深いところで子どもができることを拒絶していたことがわかりました。

子どもが欲しいと思っているのに、肉体が拒絶している。自分の無意識の想いがからだに反応して腫瘍をつくっていたというのです。彼女は毎日「腫瘍に感謝」する生活を送るようにしました。「腫瘍ができたおかげで、周囲の愛情をいっぱい感じることができ、たくさんの経験をさせてもらえた」と。すると、なんと半年後に腫瘍はすべて消えていました。こころの無意識の想いが彼女の病気をつくり、こころの変化が彼女の病気を治したのです。想いが脳の卵巣の領域を刺激して、間接的に卵巣に影響を与えたということになります。

参考文献
『丹田呼吸法』村木弘昌（三笠書房 1988 年）
『意思のサイエンス』リン・マクタガード（PHP 研究所 2007 年）
『ヒューチャー・オブ・マインド』ミチオ・カク（NHK 出版 2015 年）

意識で自律神経を調節する

17世紀の哲学者デカルトは、こころとからだはまったく関係がないとする「心身二元論」という考え方をしていました。19世紀になって、こころとからだには深い関係があるという「心身一元論」が主流になり、病気ではなく病人の全体像を診ようという「心身医学」が誕生しました。「心身症」とは心が原因で起こるからだの病気の総称で、これを担当するのが「心療内科」です。

ストレスや緊張、不安で起こるのが不眠、食欲不振、胃痛です。これらは胃炎や胃かいよう、不眠症に進行してやがて「自律神経失調症」といわれるようになります。「自律神経」とは、自分の意志に関係なく作用する神経のことで、からだのバランスを調節する役割を持っています。食事をすれば胃が勝手に動き出して食物を消化してくれます。暑いときには汗が出てきます。夜になれば眠くなってきます。

こころにストレスや不安があると、食事をしても胃が働かず、全身の倦怠感、不眠、動悸、肩こりなどの症状が現れます。これが「自律神経失調症」といわれる症状です。「自律神経失調症」がひどくなると、「神経症」や「うつ病」へと進行していきます。

自律神経は自分の意思と関係なく作用するので、意識して動かすことができないイメージがあります。ところが呼吸の仕方だけでも自律神経に変化を与えることができます。「腹式呼吸法」は心を安定させて自律神経の興奮を抑え、脈拍や血圧を正常に戻してくれます。

１９３２年にドイツの精神医学者Ｊ・Ｈ・シュルツによって開発された「自律訓練法」は意識することで、短時間のうちに心拍数や血圧を調整します。全身をリラックスさせて、疲労回復、ストレス緩和、抑鬱《よくうつ》や不安の軽減などに効果があります。自律訓練法は心身症、神経症などの領域以外にも喘息や高血圧、胃炎などの慢性的な疾患の治療にも応用されています。

参考文献
DVD「ザ・リヴィング・マトリックス」（日本コロムビア 2009年）
『意思のサイエンス』リン・マクタガード（PHP研究所 2007年）
『ヒューチャー・オブ・マインド』ミチオ・カク（NHK出版 2015年）

筋トレをイメージするだけで筋肉が増強する

イメージトレーニングは、事前に思い描くことで、状況を予測させ、緊張を解き、自信を深める効果があります。

実際に運動で筋肉を鍛えたときとイメージの中で同じ運動をしたときとを比べる実験をしました。イメージトレーニングでも運動をつかさどる脳の領域に同じような反応が出て、筋肉に刺激を与えていることがわかりました。イメージだけでも脳は筋肉が鍛えられたと錯覚して、筋肉が増強されるのです。実際に筋トレをやった場合と比較すると、イメージ筋トレはその半分近く筋肉が増強されるそうです。

運動するとき、よく「使う筋肉を意識しなさい」と言われます。意識することで、脳はより強く反応して筋肉が増強します。

病気やケガで動けなってしまった人、寝たきりになった人は、動けないからリハビリや運動ができない、とあきらめてしまいます。しかし、イメージするだけで筋肉が回復することができるのなら、寝たきりでも全身の筋トレができます。筋トレだけでなく、病気のときに辛い症状がだんだんと回復していくイメージを持つと、驚くことに細胞も臓器もよくなる方向へ変化していくのです。

アメリカではイメージテクニックを使った病気の治療も研究されています。

患者たちは病気と闘う自分のからだを詳しくイメージすることで、治療の効果を上げています。がん細胞が白血球に食べられている映像を定期的にイメージしてがんを克服した患者も報告されています。

日本でも前述の伊丹医師が、10人に体内のキラー細胞ががん細胞を食いつぶすイメージを15分間思い浮かべるトレーニングもしてもらったところ、短時間に全員のNK細胞がより元気になっていたことを確認しています。

これまで暗示療法とか催眠療法、プラシーボ効果といわれていたものは、実は「想いの力」だったのです。私たちは「想いの力」をもって、からだのあらゆる機能をコントロールすることができるのです。それがいつの間にか他人に頼る習慣がついて、ほとんどの症状が医者や薬でなければ治らないと思い込むようになってしまいました。

これまで治るはずのない病気が治って奇跡といわれたことも、食生活と誤った生活習慣の改善、それに回復をめざす「想いの力」が大きくかかわっていたのです。

人間は挫折、苦難、病苦を経験して魂を磨くために生まれてきた

わたしは何のために生まれてきたのか？　何のために生きるのか？

一生を通じてつねに問われるテーマです。

弱った地球の生命力を高めるために「氣」というエネルギーを使って、地球を再生しようと活動している国際風水学研究所の中村憲二さんは「魂をみがくために生まれてきた」と言っています。

魂をみがくのに必要なのは、苦難、挫折、病苦などわたしたちが経験したくないものばかりです。しかし、それがわたしたちを鍛え、それらの困難を乗り越えることによって、わたしたちの魂はより磨かれていきます。わたしたちが聞きたいのは、苦労の連続の人生を乗り越えてきた人たちの言葉です。何の挫折もなく幸福な一生を送った人には少しも魅力を感じません。

わたしたちは思い通りにならないとき、イライラしたり腹を立てたりします。しか

し、天気が悪いときは怒りません。どうにもならないことがわかっているからです。考え方によっては腹を立てないこともできるのです。思い通りにいかないとき、それが必ずしも悪いことだとは限りません。そのことが成功や幸せへ導くきっかけだったことがよくあります。

「人間万事塞翁が馬」ということわざがあります。

幸せが不幸に、不幸が幸せにいつ転じるかわからない。だから、安易に喜んだり悲しんだりしてはいけないという例えです。

ノーベル賞を受賞したｉＰＳ細胞研究所の山中伸弥教授は手術が下手で「ジャマナカ」と呼ばれていたといいます。山中教授が整形外科医として挫折していなかったら、ｉＰＳ細胞研究の道に進まずノーベル賞の受賞もなかったでしょう。

神はその人が進化するのに必要な道を用意してくれるといいます。自分の希望が叶わないのは、神がそのほうが魂の進化にとって、必要と判断したからです。そう考えると、願うことと反対のことがあっても、自分にとってそのほうが大切なんだと思えてきます。もちろん、日ごろの努力があってのことですけど。

苦難、挫折、病苦。人生は苦の連続です。霊界がシルバーバーチというインディア

参考文献
『いのちを光り輝かせる風水学』中村憲二（さざれ出版 1995 年）
『シルバーバーチの霊訓』近藤千雄訳（潮文社 1985 年）

ンの通信霊を使って、人類に送ってきたメッセージを紹介した『シルバーバーチの霊訓』という本があります。この中でシルバーバーチは「いかなる人間も自分で解決できないほどの問題は決して与えられません」と言っています。大変な困難が持ち上がったときは、その困難を乗り越えるだけの力量があると神に判断されたということになります。

こうして自分の魂が磨かれていくのだ、この経験をするために生まれてきたのだと考えることで、この壁を乗り越える気力が湧いてきます。

健康になる生活習慣のまとめ

健康になるための基本習慣として「風・水・食・養・動」の５つの心得をまとめてみました。

1　風（呼吸）　腹式呼吸は自律神経を安定させる。
2　水　私たちのからだの 60 ～ 70%は水でできている。
水はからだの基本。汚染されていないよい水を摂ること が健康への第一歩。調理の水も同様。
3　食〈ぜひ摂って欲しい食品〉
・玄米
・大豆製品
・野菜
・芋類
・ビタミン、ミネラル、カルシウムを多く含む食品（発酵食品、アーモンド、小魚、ひじき、わかめ、昆布等海草類）
〈避けたい食品〉
・砂糖、甘いお菓子、ジュース
・果物は食べ過ぎると糖分の摂りすぎになり、身体を冷やす。
・動物性油は厳禁。植物性油も少なめに。
・動物性食品は少なめに。乳製品は摂りすぎに注意。
・薬は必要最低限に。慢性的に服用すると、副作用が心配。
4　養（養生）
・お風呂の目的は、からだを温めて血行促進のためと考える。
・睡眠時間６～７時間。早寝早起き。
5　動（運動）
健康のためには体を柔らかくすることが大切。
運動に優先順位をつけると……
①柔軟体操・ストレッチ
②速歩
③筋肉トレーニング

おわりに

今、わたしにはやりたいことがあります。

１００歳まで生きるとして、わたしに残された時間は35年。わたしはこれから掃除屋さんをやりたいと思っています。

昔から掃除が好きでした。「さぁ、今からやるぞ」というときはいつも自分で部屋を掃除してきれいにしてから始めていました。今でも定休日にはしっかりと部屋の掃除をします。掃除をすると、こころも整理されてリセットされます。窓から入る風は部屋の空気も入れ替えてくれます。部屋を吹き抜ける爽やかな「氣」のエネルギーがわたしのからだにエネルギーを充電してくれます。音楽を聴きながらする掃除は最高です。

もう一つ掃除屋さんを志す理由があります。

これまで治療を続けていて、いつも歯がゆく残念に思っていたことがあります。それはうつになった患者さんの社会復帰です。治療によってからだの不調を治すことで、うつから立ち直る力が沸き起こってきます。でもそこまでです。わたしにはそれ以上のことはできません。元の生活に戻ってしまったら、患者さんは再び落ち込んでしまいます。働きながら治さなければいけない、休職中なら、来月から出社しなければならないというストレスが、再びこころもからだも傷めてしまいます。

わたしはこんな患者さんが元気に元の生活に戻るには、不登校になった子どもたちが通うフリースクールのようなものが必要だと考えていました。いわば「フリーワーク」です。同じような立場の人たちが集まって、のんびりと過ごします。気が向いたらボランティアをしたりしてちょっと働いてみる。

その想いと掃除屋さんが結びついたのです。掃除という仕事は、同伴者のアドバイスを受けながらある程度の訓練と知識でできそうです。黙々とする掃除には、他人との深いコミュニケーションもあまり要りません。きれいになれば、こころも晴れます。多くのうつに悩んでいる仲間とともに、そんな仕事を気の向いたときにのんびりやりながら、復帰に備えられないかなと考えたのです。

うつの人はみんな真面目な人ばかりです。真面目ゆえに自分を追い込んでうつになってしまうのです。うつになる人は人間的に優しく信頼できる人たちです。

できることならうつの人だけでなくて、引きこもりの人、認知症を発症していても元気な人、シングルマザーの人、社会的弱者といわれる人たちで「弱者ばかりの会社」を立ち上げることができたらと夢見ています。

一般の会社は知識、技術、交渉の能力ある人を求めます。しかし、いちばん大切なのは誠実さです。これは素晴らしい能力です。弱者といわれる人たちが互いに不得手なところを補い合って運営していく。不安なく働ける。そんな会社ができたらと思っています。

そのために、基盤となる清掃会社の立ち上げに向けて勉強していこうと決意しました。

「人は信念と共に若く　人は自信と共に若く　希望ある限り若く」

サミエル・ウルマン「青春の詩」より

この本の執筆にあたり、高校の恩師久野孝昭先生、級友の鈴木幾子さんには校正のお手伝いをいただきました。瀬永柚希ちゃん、美紀子さん親子は、共作でほのぼのとした心温まる表紙絵を描いてくださいました。そして、この本の出版にあたり、ゆいぽおとの山本直子さんには、多大なご支援をいただきました。ここに厚くお礼を申し上げます。

また、構想から5年の長きにわたって協力してくれた妻の尚代に、こころから感謝します。

「ありがとう」

参考文献

『食べない生き方』森美智代（サンマーク出版 2013 年）
『食べることをやめました』森美智代（マキノ出版 2008 年）
『体の老廃物・毒素を出すと病気は必ず治る』石原結實（三笠書房 2013 年）
『体を温めると病気は必ず治る』石原結實（三笠書房 2003 年）
『９割の病気は自分で治せる』岡本裕（中経の文庫 2009 年）
『病気にならない生き方』新谷弘実（サンマーク出版 2005 年）
『病気にならない食べ方』高田明和（中経の文庫 2007 年）
『腸は考える』藤田恒夫（岩波新書 1991 年）
『アレルギーの９割は腸で治る！』藤田紘一郎（だいわ文庫 2011 年）
『脳はバカ、腸はかしこい』藤田紘一郎（三五館 2012 年）
『内臓感覚』福士審（NHK ブックス 2007 年）
『笑いの健康学』伊丹仁朗（三省堂 1999 年）
『笑いと免疫力』吉野槇一（主婦の友社 2004 年）
『笑う！遺伝子』村上和雄（一二三書房 2004 年）
『生命の暗号』村上和雄（サンマーク出版 1997 年）
『脳内革命（１）、（２）』春山茂雄（サンマーク出版 1995 年）
『がん　生と死の謎に挑む』立花隆（文春文庫 2003 年）
『がんと握手』内藤康弘（文芸社 1999 年）
『1%の希望　100%の決意』内藤康弘（メタモル出版 1999 年）
『すべては、あなたが治るため』川竹文夫（ガンの患者学研究所 2009 年）
『患者よ、がんと闘うな』近藤誠（文春文庫 2000 年）
『間違いだらけの診断基準』大櫛陽一（太田出版 2006 年）
『メタボの罠』大櫛陽一（角川 SSC 新書 2007 年）
『医者いらずの食』内海聡（キラジェンヌ 2013 年）
『久司道夫のマクロビオティック入門編』久司道夫（東洋経済新報社 2004 年）
『マクロビオティック入門』久司道夫（かんき出版 1997 年）
『玄米のエビデンス』渡邊昌監修（キラジェンヌ 2015 年）
「20 代の大腸がん闘病記、幸せを考える」新里悟ブログ

『玄米食のすすめ』櫻木建古（風媒社 1974年）
『体質と食物』秋月辰一郎（クリエー出版 1980年）
『がん患者は玄米を食べなさい』伊藤悦男（現代書林 2009年）
「原爆を超えて・被爆から45年の体験記」平賀佐和子_(講演録 2011年)
『慢性病は食べ物で治る』森下敬一（経営実務出版 1983年）
『遺伝子組み換え食品の真実』アンディ・リーズ（白水社 2013年）
『不自然な食べ物はいらない』」内海聡（廣済堂出版 2014年）
『医学不要論』内海聡（三五館 2013年）
『遺伝子組み換え食品のリスク』三瀬勝利（日本放送出版協会 2001年）
『世界と地球の困った現実』」日本国際飢餓対策機構（明石書店 2014年）
『牛乳はモー毒？』真弓定夫監修（美健ガイド社 2010年）
『子どもの脳が危ない』福島章（PHP新書 2000年）
『環境ホルモン入門』立花隆（新潮社 1998年）
『給食で死ぬ』大塚貢（コスモ21 2012年）
『奪われし未来』シーア・コルボーン（翔泳社 2001年）
『沈黙の春』レイチェル・カーソン（新潮文庫 1984年）
「世界のドキュメンタリー　遺伝子組み換え戦争」NHKBS(2015年11月)
『うつは食べ物が原因だった！』溝口徹（青春出版社 2009年）
『心療内科に行く前に食事を変えなさい』姫野友美（青春出版社 2010年）
『自然治癒力を活かせ』小倉重成（創元社 1986年）
『からだと心を癒す30のヒント』樋田和彦（地湧社 2001年）
『癒しのしくみ』樋田和彦（地湧社 1992年刊）
『バイ・ディジタルO－リングテストの実習』」大村恵昭(医道の日本社 1986年)
『顔を見れば病気がわかる』大村恵昭（文芸社 2012年）
『いのちのガイドブック』船瀬俊介（キラジェンヌ 2015年）
『日本の真相』」船瀬俊介（SEIKO SYOBO 2013年）
『新　知ってはいけない!?』船瀬俊介（徳間書店 2008年）
『はぐれ医者の万病講座』小田慶一（風琳堂 1990年）
『万病を治す冷えとり健康法』進藤義晴（農文協 1988年）
『万病に効く半身浴』（マキノ出版 1989年）

「NHK きょうの健康」1997 年 1 月号
『子供も大人もなぜキレる』大沢博（プレーン出版 1998 年）
『人生を決めるのは脳が 1 割、腸が 9 割』小林弘幸（講談社α新書 2014 年）
『間違いだらけの診断基準』大櫛陽一（太田出版 2006 年）
『経皮毒・ナプキン編』真弓定夫監修（美健ガイド社 1911 年）
『コンビニ弁当』真弓定夫監修（美健ガイド社 2015 年）
『オイルショック』真弓定夫（美健ガイド社 2009 年）
「食卓の向こう側」西日本新聞 2004 年 3 月 19 日掲載
『痛みをやわらげる科学』下地恒毅（ソフトバンククリエイティブ 2011 年）
『ママ、紙おむつヤメテ !!』谷口祐司（文園社 1994 年）
『布おむつ&おむつなし子育て』岸下美樹（主婦の友社 2010 年）
『意思のサイエンス』リン・マクタガード（PHP 研究所 2007 年）
『心療内科』池見酉次郎（中公新書 1963 年）
『丹田呼吸法』村木弘昌（三笠書房 1988 年）
『夜船閑話』」高山峻（大法輪閣 1943 年）

『図解雑学養生訓』帯津良一（ナツメ社 2011 年）
ＤＶＤ「ザ・リヴィング・マトリックス」（日本コロムビア 2009 年発売）
テレビ未来遺産　最新脳科学「人間とは何だ…!?」（TBS 2015 年放送）
『フィールド響き合う生命･意識･宇宙』リン･マクタガード（インターシフト 2004 年）
『活性酸素を追え！』」大野秀隆（美健ガイド社 2013 年）
『快適睡眠のすすめ』」堀忠雄（岩波新書 2000 年）
『睡眠の科学』櫻井武（講談社 2010 年）
『ドリーム　ヒーラー』アダム（徳間書店 2007 年）
『ヒューチャー・オブ・マインド』ミチオ・カク（NHK 出版 2015 年）
『超常現象』梅原勇樹　苅田章（NHK 出版 2014 年）
『見えないものを科学する』佐々木茂美（サンマーク出版 1998 年）
『気功の科学』品川嘉也（光文社 1990 年）
『シルバーバーチの霊訓』近藤千雄訳（潮文社 1985 年）
『いのちを光り輝かせる風水学』中村憲二（さざれ出版 1995 年）

北村享巳（きたむら　たかみ）

1951年、北海道十勝士幌村に生まれる。

1973年、早稲田大学法学部を卒業後流通企業に就職。

1981年、会社を辞して東洋医学の道に入る。

1988年、名古屋で治療院を開業。

ふうすい堂氣功指圧院院長。

氣功、鍼、指圧を手技として「氣のエネルギー」を重視した治療を行う。とくに、うつ症状の改善に力を入れている。

新たに、うつ症状からの回復をめざした〝社会的弱者といわれる人たち〟だけの会社づくりに挑戦中。

日本ホリスティック医学協会会員、全国鍼灸マッサージ協会会員。

＊屋号「ふうすい堂」の由来

本書の「健康になる生活習慣のまとめ」で紹介したように、「風・水・食・養・動」は健康になるための五大要件です。この要件を整えることで、自然治癒力が高まります。さらに「風水」には「宇宙のすべてのエネルギー」という意味もあります。「ふうすい堂」の屋号はここからいただきました。

◆本文挿絵

北村尚代（きたむら　なおよ）

看護師、（社）日本臨床アロマセラピー学会認定講師

装画　瀬永柚希　美紀子
装丁　三矢千穂

こころもからだも自分で治す —自然治癒力を高めよう—

2016年7月23日　初版第1刷　発行

著　者　北村享巳
発行者　ゆいぽおと
〒461-0001
名古屋市東区泉一丁目15-23
電話　052(955)8046
ファクシミリ　052(955)8047
http://www.yuiport.co.jp/

発行所　KTC中央出版
〒111-0051
東京都台東区蔵前二丁目14-14

印刷・製本　モリモト印刷株式会社

ISBN978-4-87758-457-3 C2077

ゆいぽおとでは、
ふつうの人が暮らしのなかで、
少し立ち止まって考えてみたくなることを大切にします。
テーマとなるのは、たとえば、いのち、自然、こども、歴史など。
長く読み継いでいってほしいこと、
いま残さなければ時代の谷間に消えていってしまうことを、
本というかたちをとおして読者に伝えていきます。